AF219509

Zum Glück Depression

*In Dankbarkeit an all die Menschen, die mir täglich begegnen
und ihr Leben mit mir teilen, ist dieses Buch entstanden.
Danke, dass auch du gerade da bist und diese Zeilen liest.
Die Stimme deines Herzens ist die ganze Zeit bei dir.
So wie du jetzt bist, bist du vollkommen.*

FRANK KEWITZ

Zum Glück Depression

Durch den Abgrund in die Freiheit

Ein Dialog mit der
Stimme meines Herzens

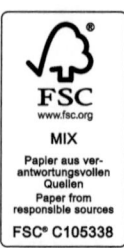

Bibliografische Information der Deutschen Nationalbibliothek:
Die Deutsche Nationalbibliothek verzeichnet diese Publikation
in der Deutschen Nationalbibliografie,
detaillierte bibliografische Daten sind im Internet
über dnb.dnb.de abrufbar.

© 2022 Kewitz, Frank
Coverbild: Snapwire / pexels.com
Coverdesign, Buchsatz, Herstellung und Verlag:
BoD – Books on Demand, Norderstedt

ISBN: 978-3-7562-0064-1

Inhalt

Einleitung

Liebes Herz, was hältst du davon, ein Buch zu schreiben?

∞ *Hallo Frank, schön, dich hier zu haben. Du bist schon dabei.*

Wirklich? Ich dachte eher an einen Monolog über meine Erfahrungen, wie ich durch meine Depression zu meinem wahren Selbst gefunden habe.

∞ *Warum nicht in einer Dialogform mit mir, der Stimme deines Herzens?*

Vielleicht, weil ich Angst habe, dass die Menschen meine Geschichte nicht mehr glauben werden, dass ich ein inneres Gespräch mit meinem Herzen führe und, schlimmer noch, dass ich dadurch die wichtigsten Erfahrungen nicht mehr preisgeben kann, von denen ich fühle, dass sie viele Menschen inspirieren werden, den Mut zu finden, ihren eigenen Weg zu gehen und bedingungslos und im vollen Vertrauen ihrem Herzen zu folgen.

∞ *Warum habt ihr Menschen nur Angst davor, nicht ernst genommen zu werden, wenn ihr eine direkte Verbindung zu eurem Herzen, die ihr übrigens alle habt, offen zugebt? Ist es nicht ein Wunder, dass dieses passiert, dass ihr die Möglichkeit besitzt, und damit meine ich wirklich alle, eine direkte Verbindung zu der einzig wahren Quelle zu haben? Zur einzig wahren Wahrheit, die alles enthält, die alle eure Fragen beantworten kann, da aus ihr alles entstanden ist, alles entsteht und alles entstehen wird.*

Da ist noch was, wofür ich mich sogar schäme, es nur zu denken.

∞ *Alles was mit Scham zu tun hat, lohnt sich immer, offen an-*
zusprechen. Es lohnt sich übrigens immer, jedes Gefühl offen
zuzugeben und es ehrlich mitzuteilen. Das schafft immer Ver-
bindung zu dir und zu anderen Menschen. Also nur raus damit.
Welche Gedanken lösen gerade Scham in dir aus?

Ich habe Angst, dass es keiner lesen wird.

∞ *Was wäre denn so schlimm daran, wenn nicht alle dein Buch*
lesen werden oder wollen?

Eigentlich ist mir nur wichtig, dass der Mensch dieses Buch liest,
der genau zu diesem Zeitpunkt die richtigen Worte und Inspirati-
onen braucht, um sein höchstes Potential zu erreichen bzw. ein
Schritt weiter dahin zu kommen.

∞ *Genau dieser Mensch wird es auch lesen. Und glaube mir,*
dein Buch werden viele lesen. Nicht nur zur Inspiration, son-
dern auch um Kraft zu tanken und Mut zu schöpfen, aus sehr
schwierigen Zeiten herauszukommen und aus dieser Phase des
Lebens wichtige Einsichten mitzunehmen, um auch so wie du
endgültig zu ihrem wahren Selbst zu finden.

Ich fühle mich gerade so müde, aber ich möchte auch nicht wieder die Verbindung zu dir verlieren!?

∞ *Ich bin immer da, bin immer da gewesen und werde immer*
da sein, denn wir sind immer eins und niemals getrennt von-
einander.

Liebes Herz, ich weiß gar nicht, wo ich am besten anfange. Wie kann ich vorangehen?

∞ *Höre auf dein Gefühl. Wenn du dich von deiner Intuition leiten lässt, wirst du genau die richtigen Worte finden, die die Menschen erreichen, die gerade diese Zeilen lesen. Alles geschieht im Hier und Jetzt und du bist bereits mit allen Menschen verbunden, die dieses Buch lesen werden. Diese Verbindung ist sogar der Grund, warum dein Körper über seine Hände gerade jeden einzelnen Buchstaben auf ein weißes Blatt Papier überträgt.*

Wie kann das sein? Woher wissen die Menschen bereits, dass ich dieses Buch schreibe und wie sind wir miteinander verbunden?

∞ *Für jetzt reicht es aus zu wissen, dass wir alle zu jeder Zeit verbunden sind, da wir alle eins sind. Ihr Menschen denkt, dass ihr getrennt voneinander seid, dass jeder seines eigenen Glückes Schmied ist. Das ist ein großer Irrglaube. Jeder Mensch um euch herum ist auch ein Teil von dir und darüber hinaus seid ihr mit allem, was existiert, verbunden. Eurer Wachbewusstsein nimmt in den meisten Fällen diese Verbindung nur noch nicht wahr, aber euer Unterbewusstsein ist sich dieser Verbindung immer im Klaren.*

Irgendwie habe ich jetzt Angst fortzufahren.

∞ *Warum?*

Weil ich Dinge veröffentliche, die tiefgreifende Erfahrungen in meinem persönlichen Leben wiedergeben. Erfahrungen, die meine menschliche Existenz durch einen Suizidversuch bedrohten, aber auch Erfahrungen, die weit über dieses „Menschsein" hinausgingen.

∞ *Wovor hast du noch Angst?*

Dass sich Menschen, die in dieser Entwicklung eine große Rolle gespielt haben, wiederfinden und es vielleicht gar nicht wollen.

∞ *Du meinst, sie wollen nicht, dass die Öffentlichkeit erfährt, dass jeder einzelne von Ihnen dir dabei geholfen hat, alle Erfahrungen zu bekommen, die am Ende dazu geführt haben, dass du nun den Weg deines Herzens gehst, welcher dir absolute Erfüllung beschert?*

Okay, so habe ich es noch nicht gesehen. Aber ich werde trotzdem ihre Privatsphäre schützen und nicht die richtigen Namen nennen, sodass sie selbst entscheiden können, ob sie sich mit dem Gesagten identifizieren oder nicht.

∞ *Sehr weise.*

Also, wo fange ich an?

∞ *Was sagt dir dein Gefühl?*

Direkt in der Psychiatrie.

1. Sterben und Leben in der Psychiatrie

In der Psychiatrie habe ich beschlossen, dass ich sterben und leben möchte.

∞ *Warum wolltest du denn dein Leben beenden?*

Weil ich weder meine Rolle als Freund, Partner, Student, Sohn und sogar die als Patient in der offenen Psychiatrie weiter nachgehen konnte. Ich hatte das Gefühl, in allen Rollen versagt zu haben, und das mit dreiundzwanzig Jahren. Ich wusste nicht, wie ich jemals wieder eine dieser Rollen zur Zufriedenheit der anderen aufnehmen sollte.

∞ *Warum hattest du das Gefühl, als Freund versagt zu haben?*

Weil ich den Kontakt zu ihnen nach fast zwanzig Jahren Freundschaft (zum Teil seit dem Kindergarten) nach dem Abitur abgebrochen habe. Nicht von heute auf morgen. Schleichend. Ich bin nach und nach nicht mehr ans Telefon gegangen und habe Einladungen für Treffen zuerst abgesagt, später ignoriert und einfach gar nicht mehr geantwortet.

∞ *Was hat dich dazu veranlasst?*

Weil meine damalige Freundin keinen Kontakt zu ihnen wollte.

∞ *War es wirklich nur wegen deiner Freundin?*

Ehrlich gesagt, habe ich mich gedanklich dafür entschieden, da meine Freundin irgendwie nicht in den Freundeskreis passte und ich aber zu dem damaligen Zeitpunkt dachte, dass ich so eine großartige Frau nie wieder kennenlernen werde und die Liebe, die ich für sie empfand, nie wieder fühlen werde. Dieses Gefühl hatte mich so erfüllt, dass ich alles dafür aufgegeben hätte.

∞ *Sogar dein Leben?*

Am Ende sogar mein Leben, doch dazu komme ich gleich.

∞ *Warum hast du als Student versagt?*

Ich habe nach meinem Abitur gedacht, dass es gut ist, Ingenieur zu werden, da es mir ein sehr gutes Einkommen beschert, um mir mein Haus, zwei Kinder, zwei Autos und einmal im Jahr den Urlaub zu finanzieren. So wie ich dachte, dass dieses das höchste Ziel im Leben sei. Es hat außerdem was, in unserer Gesellschafft akademisiert zu sein. Ehrlich gesagt, wusste ich aus der Schule nur wenige Berufe und die, die am meisten bei den Lehrern und Schülern bekannt und als erstrebenswert erachtet wurden, waren entweder Arzt, Anwalt, Offizier oder Ingenieur. Also wollte ich Wirtschaftsingenieur werden. Ich dachte, eine Kombination aus Wirtschaft und Technik sei ideal, um meine Ziele zu erreichen. Um meinen Eltern auch nicht auf der Tasche zu liegen, habe ich mich um ein finanziertes Studium bemüht. Am Ende hatte ich einen sehr gut finanzierten Studienplatz, in einem der größten Verkehrsunternehmen der Welt, mit sehr guten nationalen und internationalen Karriereaussichten.

∞ *Was ist passiert?*

Das Studium war für mich von Anfang an eine Qual. Ich hatte wohl auf die falsche Richtung gesetzt. Gerade die technischen Fächer, deren Inhalt in kürzester Zeit vermittelt wurden, haben mich täglich überfordert. Ich hatte den Anspruch, sehr gut zu sein und dachte, dass ich dieses nur über Noten zeigen kann. Mit der Zeit wurden die Themen aber so komplex, dass ich am Ende nicht mehr für die Noten gelernt habe, sondern nur noch aus der Angst heraus, die vorgegebenen Prüfungen nicht zu bestehen. Das Irrsinnige dabei ist, dass ich am Ende des Studiums sogar zu den besten 20 % der Hochschule gehörte, ich mich aber weder darüber freuen konnte noch daraus so viel Selbstvertrauen gewann, dass ich es bei der nächsten Prüfung hätte lockerer angehen können. Also hatte ich nach außen genau das, was ich mir wünschte: sehr gute Noten, ein finanziertes Studium mit Karriereaussichten sowie durch meine Leistungen in der Firma ein sehr gutes Ansehen in der Abteilung, in der ich in meinen Praxisphasen eingesetzt wurde. Doch innerlich war ich leer und versuchte am Ende meines Studiums nur noch, mein Ansehen und die Rolle zu bewahren, die ich mir so hart aufgebaut hatte.

∞ *Aber was war dein Antrieb, von Montag bis Freitag zum Teil zehn bis zwölf Stunden am Tag zu lernen und zu arbeiten, am Freitag dann noch acht Stunden zu deiner Freundin in die Heimat zu pendeln und dann am Sonntag den ganzen Weg wieder zurückzufahren? Und das alles für einen Beruf, der deiner Person nicht entsprach?*

Angst! Mein Antrieb war Angst, den Erwartungen nicht gerecht zu werden, von denen ich dachte, dass andere sie von mir haben. Angst, etwas, was ich begonnen habe, nicht zu Ende zu führen und so in den Augen der anderen zu versagen. Angst, danach etwas machen zu müssen, was nicht meinem Schulabschluss entsprach oder von diesem Abschluss erwartet wurde. Angst, dass ich versage, arbeitslos werde und mich niemand mehr einstellen wird, weil ich mein Studium abgebrochen bzw. nicht geschafft habe und damit nie die Ziele erreichen könnte, die in unserer Gesellschaft so hoch angesehen sind.

∞ *Wo war da die Stimme deines Herzens, deine Intuition, was gut für dich ist?*

Diese innere Stimme war da, die ganze Zeit. Sie hatte meine Ziele, meine Partnerschaft, mein Verhalten meinen Freunden und meiner Familie gegenüber in Frage gestellt. Im Studium wusste ich, dass ich auf dem falschen Weg war, doch mein Verstand war so stark, dass er diese Stimme immer und immer wieder überging. Jetzt weiß ich, dass dies mein Ego, also mein falsches Selbst war, welches versucht hat, Anerkennung und Liebe von außen zu bekommen, und Angst hatte, die Kontrolle über meinen Körper komplett loszulassen und vollkommen meinem Herzen zu übergeben.

∞ *Warum hast du als Sohn versagt?*

Weil ich auf die damaligen Zweifel meiner Eltern, dass meine Partnerin nicht die Richtige für mich ist, nicht gehört hatte. Sie haben diese Zweifel nie direkt angesprochen und dass ich mich während dieser Partnerschaft in meinem Wesen veränderte, was ihnen Sorge machte. Sie haben es nur gezeigt durch abneigendes Verhalten meiner Partnerin gegenüber, durch Kommentare und durch ihre Körpersprache, die ich verharmloste bzw. ignorierte, um eine heile Welt zu wahren. Mir wurde es erst klar, als es zum großen Streit zwischen ihr und meinen Eltern kam, über Dinge, die eigentlich unsere Partnerschaft betrafen. Da habe ich mich zum ersten Mal im Leben in einer Sache nicht mehr bedingungslos von meinen Eltern unterstützt gefühlt. Mein Herz wusste in diesem Moment, dass sie nur versucht haben, mich vor irgendwas zu schützen, doch mein Verstand, der noch vom Ego geleitet wurde, hatte dieses Gefühl kontrolliert und nicht ernst genommen. Dieser Streit war kurz vor meinem Umzug zum Ausbildungsort meines Studiums. Nach dem Umzug war ich zu stolz, um nochmal in Ruhe über alles mit meinen Eltern zu reden. Ich hatte das Gefühl, mich zwischen meinen Eltern und meiner Partnerin entscheiden zu müssen. Ich entschied mich am Ende für meine Partnerin, die nach dem Streit den Kontakt zu meinen Eltern komplett abgebrochen hatte. Mein Ego hatte natürlich auch gleich dafür die Lösung parat, dass ich ja finanziell nicht weiter von meinen Eltern abhängig war und ich ja meine eigene Familie mit meiner Partnerin gründen kann. Mein Herz hat mit dieser Lösung sinnbildlich geblutet, da ich bis zu diesem Tag die Verbindung zu meiner Mutter und meinen Vater selbst abgeschnitten hatte.

∞ *Und wenn du demnach alles für deine Partnerin getan hast, warum hattest du das Gefühl, auch bei ihr versagt zu haben?*

Weil ich der Grund war, dass sie eine Wochenendbeziehung hatte und in der Stadt, in der ich durch mein Studium gebunden war, keinen Job nach ihrer Ausbildung fand. Es wurde einfach keine Fachkraft in ihrem Bereich gesucht. Sie landete in einem Call-Center in ihrem Heimatort, womit sie sehr unglücklich war. Wir vereinbarten, dass sie dortbleibt, bis ich mit meinem Studium fertig bin, damit wir uns dann eine gemeinsame Zukunft in einer größeren Stadt aufbauen konnten. Ich habe versagt, weil ich mein Versprechen, immer für sie da zu sein, nicht mehr einhalten konnte. Ich saß am Ende in der Psychiatrie und durch die Depression war ich so handlungsunfähig, dass ich auch ihrer letzte Bitte, so schnell wie möglich wieder gesund zu werden und zu ihr zurückzukehren, nicht nachgehen konnte und auch keine Lösung mehr dafür sah.

∞ *Und zu guter Letzt, warum hast du sogar das Gefühl gehabt, als Patient in der Psychiatrie versagt zu haben?*

Weil ich, nachdem ich nach mehreren Nächten Schlaflosigkeit von meiner Freundin über einen Krankenwagen in die Psychiatrie eingewiesen worden bin, zuerst gedacht habe, dass die Psychiatrie der schlimmste Ort sei, wo ich hineinkommen könnte. Ich dachte, dass die Ärzte mich dort in eine Gummizelle sperren, mich in eine Zwangsjacke zerren und mit Medikamenten vollpumpen, sodass ich für den Rest meines Lebens wackelnd in der Ecke dahinvegetiere. Ich dachte, dass alle, die dort arbeiten, wie ein Gefängnispersonal agieren, welches mich vor jeglichem Ausbruchversuch hindern wird und ich so nur noch mit Verrückten weggesperrt bleibe. Als ich dann erlebt habe, dass jeder Einzelne von ihnen da war, um mir zu helfen und mich zu unterstützen in jeglichen Belangen, damit ich wieder so schnell wie möglich in mein altes Leben zurückkommen kann, da habe ich vor einem Dilemma gestanden. Ich erkannte, dass mich niemand durch Zwang hierbehalten wollte und ich jederzeit selbst entscheiden konnte, ihre Hilfe anzunehmen oder zu gehen. Aber wohin sollten sie mir helfen zurückzukehren? In der Welt, von der ich kam, hatte ich alles, was ich tun konnte, gegeben und diese Welt hat mich in die Depression geführt. Ich wusste bis zu diesem Zeitpunkt nur, dass Depression eine psychische Erkrankung sein soll, die mich gefühls- und antriebslos macht, was man aber laut den Ärzten mit Medikamenten schnell wieder hinbekommt. Ich war total ausgebrannt, in allen Bereichen meines Lebens und hatte keine Lösung mehr, wie ich den Anforderungen, die alle an mich gestellt worden sind, je wieder gerecht werden sollte. So hatte ich also auch als Patient versagt, weil ich deren Hilfe gar nicht annehmen konnte. Ich wollte nicht mehr in die Welt zurück, aus der ich gekommen war. Ich war einfach nicht mehr in der Lage, meine aufgebaute Partnerschaft und meinen beruflichen Weg aufrechtzuerhalten, von denen ich bei beiden dachte, dass sie perfekt seien und nichts anderes mich zum höchsten gesellschaftlichen Ziel und Status führen könnte. Ich konnte gleichzeitig auch nicht mehr zu meinen Eltern und meinen Freunden zurück, da ich sie durch meine Ignoranz so enttäuscht hatte.

Da kamen die ersten Gedanken, mir das Leben zu nehmen. Dann werden alle nicht mehr Erwartungen an mich haben, die ich nicht mehr erfüllen kann. Sie werden kurz um mich trauern, aber „Zeit heilt" ja bekanntlich alle Wunden und jeder von ihnen wäre auch wieder frei, das eigene Leben weiterzuleben, ohne die ganze Zeit zu hoffen, dass ich doch wieder der Alte werde ...

∞ *Möchtest du darüber berichten, wie du versucht hast, dir das Leben zu nehmen? Damit die Menschen verstehen, was in einem vorgeht, der beschließt, das Kostbarste, was er hat, zu beenden. Bei vielen Menschen ist immer noch die Ansicht verbreitet, dass ihr Leben endlich ist und wir nur dieses eine Menschenleben besitzen und der Selbstmord so abwegig erscheint, dass dieser geächtet und sogar nach dem Tod desjenigen abfällig darüber gesprochen und als feige verurteilt wird. Einige sagen sogar, dass man dafür in die Hölle kommt, dafür, dass man seinen Hinterbliebenen nur Leid und Trauer hinterlassen hat. Es ist an der Zeit zu erklären, was wirklich passiert, wenn jemand den für viele unvorstellbaren Schritt geht.*

Als ich früher in den Nachrichten von einem Selbstmord erfahren habe, habe ich diese Menschen genauso verurteilt. Ich konnte mir nicht vorstellen, wie man so tief sinken kann, um sein Leben zu beenden. Ich dachte, dass es sich immer lohnt zu kämpfen und es immer einen Weg raus gibt. Deswegen dachte ich auch, dass ich im Krankenhaus von Dämonen oder einem Teufel besessen sei, der mir die Gedanken, sich selbst das Leben zu nehmen, einflöße. So lag ich ein paar Tage nach meiner Einweisung im Bett und starrte die Wand vor mir an. Ich war allein im Zimmer. Von außen betrachtet war ich ganz ruhig, aber innerlich tobte ein erbitterter Kampf ums Überleben. Plötzlich richtete ich meinen Blick auf den Bademantel und das Band, womit man den Bademantel um die Hüfte befestigen kann. Es wurde still in mir und ich bin zum Bademantel gegangen, habe mir das Band genommen und bin dann ins Badezimmer. Als hätte ich diesen Vorgang schon lange geplant, wusste ich, was zu tun war. Ich schloss die Badezimmertür ab, knotete das Ende des Bandes an die Duschzeile, nahm mir ein Deodorant-Spray aus meiner Kulturtasche und die Plastiktüte vom Mülleimer. Erschreckend war, wie präzise ich vorging und aus dem Inneren Bescheid wusste, was zu tun ist, ohne mich jemals zuvor mit meinem eigenen Selbstmord auch nur im Entferntesten Sinne beschäftigt zu haben. Dann ging ich zur Duschzeile, kniete mich mit dem Rücken zur Wand darunter und knotete das andere Ende sehr nah an die Duschzeile um meinen Hals. Dann stülpte ich mir die Plastiktüte über meinen Kopf und nahm das Deospray in meine rechte Hand. Alles lief wie ferngesteuert. Mein

Herz raste, ich glaubte, dass ich mich durch das Deo und die Plastiktüte betäuben kann, sodass sich mein Körper nicht mehr gegen das Ersticken wehren konnte. Dann steckte ich das Deo in meiner Hand unter die Tüte und positionierte den rechten Zeigefinger. Ich spürte die Enge des Bandes um meinen Hals, das Schmerzen meiner Knie, um mich in der Hocke noch zu halten und wie die Luft unter der Tüte immer knapper wurde und sich mein Atemrhythmus verschnellerte.

Dann kam der Moment, wo ich den letzten Schritt ausführen und nur noch das Deo in die Tüte einströmen lassen musste.

Stille.

Der Kampf ums Überleben war doch noch nicht vorbei. Ein Impuls veranlasste mich, das Deospray rauszunehmen, wegzuwerfen und mir die Tüte vom Gesicht zu nehmen. Schnell knotete ich das Band von meinem Hals, räumte die Tüte wieder in den Mülleimer und ging ins Zimmer, schnürte das Band in den Bademantel, sodass niemand etwas davon mitbekam und legte mich zurück ins Bett. Bevor ich überhaupt richtig begreifen konnte, was eben geschehen war, öffnete sich plötzlich die Tür und meine damalige Freundin Sophia kam ins Zimmer. Es war wie eine Rettung aus diesem Alptraum und ich fing an zu weinen und sagte ihr, dass ich mit einem Arzt sprechen müsse, dem ich dann alles gestand. Ich kam sofort in die geschlossene Psychiatrie. Sophia war sehr verwirrt, aber auch glücklich, dass ich noch am Leben war. Ich weiß nicht, was in ihr vorgegangen sein muss, als sie davon gehört hat, dass ich mir das Leben beenden wollte. Nach dem ersten Tag, direkt nach diesem Erlebnis, schrieb ich folgendes Gedicht:

Tag X

Die Gedanken sie kreisen
Auf den Tod sie verweisen
Immer und immer wieder
Schlagen sie die Positiven nieder
Der Drang nach dem Tod
Er wird immer größer
Böser Geist wird immer böser
Da die Schlinge
Schlinge verringe
Um den Hals
Zieh fest
Und nichts
Du willst leben
Und nicht das schönste Gut aufgeben
zu leben

Noch weitere folgende Worte aus meinem damaligen Tagebuch:

Gestern habe ich seit langer Zeit mal wieder geweint und es war gut, es war befreiend, da ich keinen Ausweg aus dieser momentanen Situation sah. Ab heute habe ich wieder Hoffnung. Nichts ist schlimmer, als den Menschen gegenüberzusitzen, die man über alles liebt, aber genau diese Liebe nicht mehr da ist, eine Leere, die einem jede Hoffnung nimmt.

Heute hatte ich ein sehr gutes Gespräch mit Pfleger Robert. Er zeigt mir, dass der Geist bzw. die Seele Zeit braucht. Der Verstand ist meilenweit voraus, sagte er mir, deswegen hemmt er die Gefühle, da das ganze Geschwulst noch auf einen wartet, was man hinter sich gelassen hat.

Es dauerte nur ein paar Tage, nachdem mich die Ärzte wieder in die offene Station entlassen haben. Zwei Wochen der Neuorientierung vergingen und die Ärzte verschrieben mir eine Pferdetherapie. Dafür wurden ich und noch ein paar andere Patienten zu einem Pferdehof auf einem kleinen Dorf gefahren. Ich hatte vorher noch nie Kontakt zu Pferden. Der Hof, auf dem auch die Therapeutin lebte, bestand aus einem alten Gutshaus, welches in unmittelbarer Nähe zu einem Pferdestall stand und von Wäldern und Wiesen umgeben war. Ein bezaubernder Ort. Als Erstes mussten wir frisch gemähtes Gras wenden, damit es trocknet, bevor wir dann zu den Pferden durften. Meine Aufgabe bestand nur darin, das Pferd mit einer Bürste zu putzen. Ich war überrascht, als sich aus der Leere ein Gefühl von Freude entwickelte. Die Therapeutin erzählte viel über das Wesen der Pferde und dass sie, obwohl sie nach außen so stark aussehen, sehr sensible Wesen sind. Ich habe mich komischerweise genau in dieser Beschreibung wiedergefunden und spürte eine tiefe Verbundenheit zu diesen Geschöpfen und sog die Informationen über sie auf wie ein ausgetrockneter Schwamm, der in einem Eimer voll Wasser gelegt wird. Als ich nach diesem Erlebnis zurück ins Krankenhaus gekommen bin, musste ich mir selbst zugestehen, so etwas wie Freude gefühlt zu haben. Irgendwie musste ich mir sogar noch die Erlaubnis geben, Freude fühlen zu dürfen. Es schien langsam wieder aufwärts zu gehen. Ich hatte nun einen Tag in der Woche, worauf ich mich freuen konnte, die Pferdetherapie.

An dem Tag ist zudem noch etwas passiert, was mich auch wieder Freude fühlen ließ. Mitten in der Nacht, als ich aufgewacht bin, saß ein alter Mann auf meinem Bett und starrte mich an. Noch durch die Antidepressiva beruhigt, erschrak ich nicht und fragte, was er denn wolle. Er antwortete mir, dass ich in seinem Bett liege und er endlich schlafen möchte. Leider wollte er mir nicht glauben, dass dies mein Bett sei und ließ sich auch nicht überreden, aus meinem Zimmer zu gehen. Ich holte die Nachtschwester und sie leitete den Mann zu seinem Zimmer. Ich beobachtete die beiden auf dem Weg zurück in sein Zimmer und wunderte mich, dass er Boxershorts trug, die nicht gerade üblich für Männer in seinem Alter gewesen sind. Am nächsten Morgen wollte ich mich wieder anziehen und mir ist aufgefallen, dass meine Boxershorts weg waren. Dafür lag aber eine Schlafanzughose da, die dieselbe Farbe hatte, wie das gestrige Oberteil des alten Mannes und mir wurde bewusst, wo meine Unterhose geblieben war. Ich lachte das erste Mal seit Monaten. Später stellte sich heraus, dass dieser Mann dement ist und einen Tag zuvor eingewiesen wurde.

Am nächsten Morgen hielt die aufgehellte Stimmung sogar an, doch dann bekam ich einen Anruf aus Berlin, der mich aus der Käseglocke Krankenhaus zurück in mein eigentliches Leben katapultierte.

In der Woche vor meiner Einweisung hatte ich noch zwei Vorstellungsgespräche geführt, da ich mich kurz vor dem Abschluss meines Studiums befand. Alle Prüfungen waren beendet und ich hatte nur noch die Bachelorarbeit vor mir. Das zweite Vorstellungsgespräch hatte ich in Berlin. Dabei hätte ich nie gedacht, dass ich genommen werde, da ich zum Zeitpunkt des Assessmentcenters für eine sehr gut bezahlte Ingenieursstelle mehrere Tage am Stück nicht geschlafen und mich mit Schmerzmittel und

Antibiotika vollgepumpt hatte, um trotz starker Halsschmerzen, die ich immer in Stressphasen bekam, zu funktionieren. So hatte ich schon das ganze letzte Jahr verbracht. Die Schlafstörungen und Krankheitsphasen wurden unkontrollierbar mehr. Ich habe aber trotzdem immer weitergemacht, weil ich dachte, dass es von mir erwartet wird, als junger Mensch Anfang zwanzig immer leistungsfähig zu sein und mich von körperlichen Erkrankungen nicht unterkriegen zu lassen. Ab diesem Anruf mit der gewünschten Nachricht, auf die ich zuvor drei Jahre hingearbeitet hatte, verschlechterte sich mein Verlauf von Tag zu Tag zusehends. Die dann folgenden Tagebucheinträge beschreiben meine innere Welt ab diesem Zeitpunkt am besten:

17. Juni

Gestern hatte ich einen Höhenflug. Den möchte ich annehmen. Leider ist unsere Station zum Altersheim geworden. Mir fällt es noch schwer, die Dinge positiv für mich festzuhalten. Meine Gedanken kreisen. Ich habe eine Wut im Bauch, dass ich heute wieder zugelassen habe, dass die Depression wiederkommt.

Ich könnte jetzt schreien!

Halte durch!

Gib nicht auf!

Es wird wieder!

Ganz bestimmt!

Du bist nicht allein!

Ich bin krank und ich darf krank sein, aber es wird besser!

Gefühl: Erschöpfung

18. Juni

Habe heute wieder geredet wie ein Wasserfall. Die Gefühle überrennen mich. Habe vor Freude geweint. Positive Energie, die ich in mir aufnehme und sammle für die schlechten Tage, die kommen werden. Der Wille zählt! Ich nehme mir hier die Zeit, um zu mir selbst zu finden und lasse mich von dem Negativen nicht unterkriegen. Ich nehme diesen Tag als positiven an.

19. Juni

Die Welt ist schon komisch. Wie man so aus dem Leben gerissen wird. Die Psyche spielt mit einem, dachte ich, aber das ist man selbst, der nicht auf die Anzeichen des Körpers gehört hat. Ich bin über meine Grenzen hinausgegangen, sozusagen über die Reling des Schiffes gestürzt, sehr weit weggetrieben worden und beginne nun wieder, das Schiff zu verfolgen. Es werden noch große Wellen kommen, die mich daran hindern wollen, aber ich bin fest entschlossen, auch diese Hürden zu nehmen. Aber zuerst gilt es, zu mir selbst zu finden, die Seele vom negativen Einfluss zu befreien und dann weiterzusehen. Ich muss lernen, den Druck, den ich mir selbst mache, abzulegen und der Wahrnehmung meines eigenen Körpers Geltung zu schenken.

Ich kann jetzt nicht alles auf einmal erreichen, möchte ich auch nicht. Das Wichtigste ist es, wieder gesund zu werden und aus der Depression zu lernen. Die Zukunft erscheint als großer Druck, der auf mir lastet, aber dieser Druck wird von mir selbst erzeugt. Hier gilt es, die Angebote zu nutzen, die gemacht werden und vor allem durchzuhalten.

Gefühl: Entschlossenheit

Wieder einmal hatte ich ein gutes Gespräch mit Pfleger Robert. Ich möchte wieder, dass sich meine Eltern mit meiner Freundin vertragen, aber das ist jetzt noch zu früh. Sie hat jetzt andere Baustellen, die sie bewältigen muss. Für mich gilt, nicht zu viel zu erwarten. Ich bin erst eine Stufe aus dem Sumpf gegangen. Ich nehme mir die Zeit, die ich brauche. Ich bin im Hier und Jetzt und nur das zählt. Die Achtsamkeit der Gefühle ist nun das, was ich lernen muss.

Abends

Der Körper legt wieder eine Bremse ein. Ist ja auch klar. Er sagt: „Nicht so schnell, mein Lieber, bleib auf dem Boden der Tatsachen. Durchhalten Frank, auch das geht vorbei! Konzentriere dich auf das Hier und Jetzt, mehr nicht! Morgen ist ein neuer Tag, Mal sehen, was er bringt."

20.06.

Komisch, was die Krankheit mit einem macht. Erst ist man beflügelt und man könnte Bäume ausreißen, dann holt einen die Depression wieder ein. Die Gedanken werden schon wieder negativ. Aber was erwarte ich auch. Eine Depression vergeht nicht von heute auf morgen, aber aufgeben werde ich nicht. Ich kämpfe mich von ganz unten wieder hoch und werde ein schönes Leben führen.

Abends

Nach dem Mittag bin ich noch rausgegangen. Die Gedanken waren fast nur bei der Umgebung. Ich habe alle Sinne benutzt, um bei meinem Körper die Natur wahrzunehmen. Irgendwie hatte ich das Gefühl, dass diese mir Kraft gibt. Die Unbeschwertheit des Schmetterlings. Die Gerüche bewusst wahrnehmen. Den Körper spüren. Es war eine gute Erfahrung. Sie hilft mir, all die positive Energie in mir aufzunehmen. Ich brauche noch Zeit, um alles genau zu verstehen, was in mir vorgeht. Aber nun weiß ich, dass es besser wird. Hier lerne ich, was mir guttut. Lerne neue Menschen kennen, bei denen man immer eine positive Seite entdecken kann, wenn man nur will. Der Wille ist es, der Berge versetzt, und damit umzugehen ist eine neue Erfahrung, die ich lerne. Heute war ein positiver Tag.

Gefühl: Entspanntheit

21.06.

Was ist nur mit meinem Körper los? Aber das muss auch vergehen.

HALTE DURCH!

Alles braucht seine Zeit, nimm sie dir.

22.06.

Ich hatte heute sehr schlechte Gedanken. Wieder Suizidgedanken und dass ich es nicht schaffe. Aber Stillstand
bedeutet Tod. Und das möchte ich nicht.

23.06.

Die Bestimmung

Alles hat seine Bestimmung
Alles nimmt seinen Lauf
Dies ist nur eine extreme Phase der Verstimmung
Gib dich und vor allem dein Leben nicht auf
Viele Jahre liegen noch vor dir
Du verweilst gerade nur hier
Hier ist der Ort der Rettung und Erholung
Die dir des Lebens Sicherung dient
Und dir zeigt, dass du besser darauf achtgibst
Dass du das Wohlergeben deines Körpers zugunsten an-
derer verschiebst
Darf in Zukunft nicht mehr passieren ...

24.06

Das Loch

Es ist schwarz
Grausam

Einsam
Und fürchterlich dort
Keine Sehnsucht
Keine Ziele
Keine Freude
Keine Hoffnung
Nur wo ist die Leiter?
Das Leben ist doch heiter
Lachen
Küssen
Zusammen etwas erleben
Das Streben nach Glück

25.06.

Die Sonne, sie scheint
Mein Innerstes weint
Böse Gedanken kreisen
Die Krähen, über dem Dach, den falschen Weg mir weisen
Der Tod ist nicht die Antwort auf alle Fragen
Man ist krank und darf nicht verzagen
Der Gedanke, wieder gesund zu werden
Wäre wieder das Schönste auf Erden
Doch leider bekämpft mich mein eigener Körper
und mein Kopf

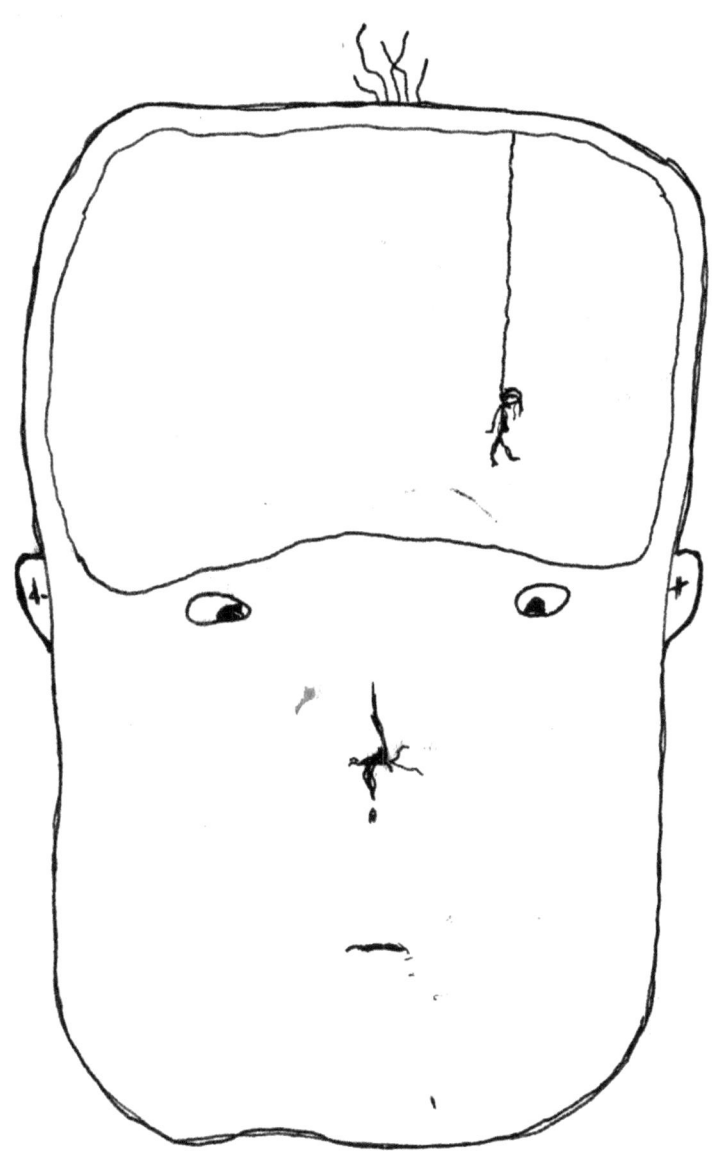

Gezeichnet von Florian Schiesterl

26.06.

Die letzten drei Tage waren total beschissen, einschließlich heute Morgen. Aber heute Nachmittag hatte ich ein gutes Gespräch mit meiner Freundin. Wir haben einen schönen Spaziergang gemacht und ich konnte sogar ein paar Späße machen. Dies ist wohl wieder eine positive Phase, auf die ich achten muss. Ich nehme sie an, als sehr gutes Ereignis, welches mir zeigt, dass es sich wieder lohnt zu kämpfen.

Gib nicht auf!

Es wird besser!

27.06.

Gestern haben wir einen neuen Mitpatienten aufs Zimmer bekommen. Auch schwere Depression. Es ist zwar nicht gerade motivierend, was er erzählt, nur bei jedem verläuft es anders. Ich habe heute einen relativ entspannten Tag. Eine Qigong-Übung gemacht, um die innere Lebenskraft hervorzurufen und die Klarheit des Geistes wiederzuerlangen."

2. Der Suizidversuch

In den nächsten Tagen war ich nicht mehr in der Lage, etwas zu schreiben, da die Suizidgedanken immer stärker wurden. Sie führten mich zur fast völligen Handlungsunfähigkeit. Mein Tag bestand darin, auf dem Bett zu sitzen und die weiße Wand vor mir anzustarren, aber innerlich tobte ein Kampf der Gedanken zwischen sich aufdrängenden Suizidgedanken und Motivationssätzen, nicht aufzugeben.

Tage vergingen.

Am 5. Juli hatte ich Geburtstag. Zuerst kam Sophia zu Besuch. Ich konnte ihr nicht mehr in die Augen sehen, da ich mich in diesem Moment für meine Gedanken, mir das Leben zu nehmen, so sehr schämte und ich das Gefühl hatte, sie mit jedem Wort anzulügen, da sie nicht meiner inneren Welt entsprachen. Am Nachmittag kam auch ihre Mutter. Sie setzte sich neben mich aufs Bett und sah mich traurig und verzweifelt an. Dann sagte sie, dass sie nicht mehr weiterwisse, dass ihre Tochter doch noch so jung sei.

„Was soll sie mit einem kranken Mann, sie hat ihr ganzes Leben noch vor sich."

Ich sah ihre Verzweiflung in den Augen. Sie hatte Sorge um ihre Tochter, die am Ende ihrer Kräfte war.

Am Abend kamen meine Mutter und mein Vater. Sie brachten mir neue Wäsche vorbei. Auch meiner Mutter gegenüber kam mir eine große Scham auf, als ich ihr in die Augen sah. Da war eine unerschöpfliche Kraft der Hoffnung und Zuversicht, die sie ausstrahlte. Aber in der Tiefe lag eine versteckte Trauer und eine große Sorge, ihren Sohn zu verlieren, da sie der Situation machtlos gegenüberstand. Vor ihr saß ihr Kind mit einem regungslosen knöchernen Gesicht. Ich hatte in den letzten Wochen über 20 Kilo abgenommen und versank regelrecht in meiner Kleidung. Sie versuchte mich abzulenken. Ich fragte Sie, ob sie Kontakt zu Sophia aufgenommen habe. Sie setzte sich neben mich und guckte Richtung Boden. Sie habe es versucht, aber es sei kein Rankommen mehr.

Das war das erste Mal, dass ich sie mit hängendem Kopf und Schultern sah. Da wurde mir auf einmal klar, dass sie alles versucht haben muss, um den Streit mit Sophia abzulegen und mit ihr neu anzufangen. Schon damals nach dem großen Streit direkt vor dem Umzug hatte sie versucht, sich wieder mit ihr zu vertragen. Beide Male war es Sophia, die nicht zu einer Versöhnung bereit war. An dieser Köperhaltung meiner Mutter sah ich zum ersten Mal in meinem Leben, dass sie in diesem Punkt nicht mehr weiterwusste.

Als ich an diesem Abend allein war, geschah eine Wandlung in meinem Inneren. Mir wurde bewusst, dass sich meine Eltern und Sophia nie wieder vertragen werden und ich keine Kraft mehr hatte, mich für eine Seite zu entscheiden, da ich beide gleich stark liebte. Jeden auf meine eigene Art, aber die Quelle der Liebe war die gleiche. Hinzu kam, dass ich ein Studium gewählt hatte, das meine Energie vollkommen aufbrauchte und ich somit auch da keine Kraft mehr schöpfen konnte. Zu meiner Freundin fühlte ich dieselbe Scham wie zu meinen Eltern, deren Kontaktversuche ich in den letzten Jahren ignorierte. Trotzdem waren alle gewillt, auf mich zu warten, dass ich wieder der Alte werde. Nach außen zielstrebig, stark, einer, der weiß, was er will und seinen Weg geht. Auf der Überholspur des Lebens. Es war wohl der schnellste Weg in die Sackgasse.

An meinem Geburtstag beschloss ich zu sterben.

Mit dieser endgültigen Entscheidung breitete sich ein unfassbares Gefühl von Freiheit in meinem Inneren aus. Dieses Gefühl war stärker als jede Freude, jede Trauer, jeder Schmerz und jedes Leid, welches ich bis dahin je gefühlt hatte. Der innere Kampf ums Überleben hörte auf und ein tiefes Gefühl von Frieden ging langsam über meinen Körper und darüber hinaus. Ich wechselte von meiner Sitzposition in die Liegeposition und nahm eine Sitzkuhle im Bett wahr. Diese muss sich wohl in den letzten Tagen und Wochen des pausenlosen Sitzens und An-die-Wand-Starrens gebildet haben. Ich fing an, meinen Körper wieder zu spüren und war vollkommen leer.

In den nächsten Tagen wurde ich äußerlich aktiver. Ich fing wieder an zu essen und mit meinen Mitpatienten zu sprechen. Innerlich war ich still. Meine Psychologin nahm natürlich auch meine deutliche Wesensveränderung wahr und meinte, dass es jetzt wieder bergauf gehe und ich bald wieder zurück meine Bachelorarbeit schreiben und dann als Ingenieur arbeiten könne. Sie hielt es für eine gute Idee, dass ich einen Tag bei meiner Freundin verbringen würde. Das sei das Ziel für Samstag. Innerlich aber stellte ich mich darauf ein, es noch davor zu beenden.

Krass ist, dass ich in der Außenwelt immer noch funktionierte und den Erwartungen meiner Umwelt entsprach. So machte ich auch einen Termin mit meiner Freundin aus. Samstagvormittag.

Das Kuriose: In meiner inneren Welt war die ganze Zeit Stille, kein Plan, wie ich es tuen sollte. Alles geschah von allein. Meine Eltern kündigten ihren Besuch für Freitag an. Eine gute Gelegenheit, um mich von ihnen zu verabschieden.

Freitag

Als meine Eltern kamen, sah ich ihre Verwunderung über meine Veränderung. Ich saß nicht mehr regungslos auf dem Bett, mein Körper Richtung Wand geneigt, ins Leere starrend. Ich war auf einmal aktiver und wollte mit ihnen spazieren gehen. Wir verbrachten einen wundervollen Nachmittag zusammen. Nach dem Spaziergang verabschiedeten wir uns am Haupteingang des Krankenhauses. Diesmal sah ich meinen beiden Eltern nochmal in die Augen und bedankte mich für den schönen Nachmittag. Dann umarmte ich meine Mutter und meinen Vater, beide sehr fest und verabschiedete mich auch innerlich, in Dankbarkeit für alles, was sie für mich getan hatten. Dann trennten wir uns und ich ging direkt zum Hintereingang des Krankenhauses. Dort lag der Eingang ca. 20 Meter höher vom Boden entfernt und war nur durch eine Treppe oder Fahrstuhl zu erreichen. Hinter dem Fahrstuhl hatte ich noch ca. einen Meter Platz zum Treppengelände. Ich ging dorthin und schaute nach unten auf den harten Boden. Dann kamen auf einmal gezielte Gedanken: „Ich muss auf jeden Fall so springen, dass ich mit dem Kopf zuerst aufschlage, damit mein Genick bricht ..." Das Letzte, was ich wollte, war, als Pflegefall aus dem Suizidversuch rauszugehen, sodass meine Eltern für den Rest meines Lebens für mich sorgen müssten und ihr eigenes Leben dadurch verlieren würden. Ich wollte genau das Gegenteil. Auf einmal spürte ich die Aufregung in mir. Mein Herz fing an schneller und schneller zu schlagen. Ich hielt mich am Geländer fest und wusste, dass es gleich so weit sein wird. Auffordernde Gedanken drängten immer wieder in mein Gehirn: „Spring Frank! Sei jetzt kein Feigling! Spring! Mit dem Kopf zuerst aufschlagen! Du schaffst es! Spring endlich!" Ich ließ das Gelände los und machte einen Schritt zurück und lehnte mich an den Fahrstuhl. Ich war absolut im Moment, nahm den Wind wahr, blickte nochmal in die Weite, sah das Grün der Bäume und Felder, die sich hinter dem Krankenhaus erstreckten. Mein Körper war wie unter Strom. Mein Herz pochte so stark wie noch nie zuvor. Ich schloss die Augen, holte noch einmal tief Luft und ging zum Geländer.

„Hast du mal Feuer?", kam auf einmal von der Seite.

„Hey du! Hast du mal Feuer? Ich habe mein Feuerzeug vergessen."

Ich öffnete meine Augen und sah zur Seite. Ein dünner Mann zwischen 30 und 40 stand auf einmal neben mir mit einer Zigarette in der Hand. Ich brauchte ein bisschen, bis ich registrierte, was gerade geschah.

„Du bist kein Raucher, oder?"

Ich quetschte ein Lächeln raus.

„Nein ich rauche nicht, tut mir leid", antwortete ich.

„Ach egal, schöner Ausblick hier, oder? Ich stehe auch gerne dort und genieße die Natur."

Dann erzählte er mir von sich, seiner Krankheitsgeschichte und seiner Familie. Komischerweise beruhigte mich das und ich kam von dem Weg ab, wofür ich eigentlich da war.

„Oh schon so spät, es gibt schon längst Abendbrot", sagte er.

Wir verabschiedeten uns. Ich ging zurück auf meine Station, wo schon alle am Tisch saßen. Mein Platz war schon gedeckt und ich setzte mich hin und fing an, mir ein Brot zu schmieren.

„Wo warst du denn?", fragte mich Klara, eine Mitpatientin, mit der ich mehr Zeit in den letzten Wochen verbracht hatte.

„Ach meine Eltern waren zu Besuch und dann habe ich noch die Aussicht am Hintereingang genossen."

Ich ging zurück auf mein Zimmer und legte mich ins Bett. Auf einmal ist meinem Ich bewusst geworden, was gerade passiert war und ich schrieb folgende Worte ins Tagebuch:

„Heute ist Schluss mit Lügen und Einigeln. Die Krankheit hat mich zu dem gemacht, der ich jetzt bin. Aber noch ist es nicht zu spät! Die Depression ist ein hässlicher Feind in meinem Körper. Diesen werde ich besiegen. Jetzt ist Schluss!"

Auf einmal fand wieder ein innerer Überlebenskampf statt. Dieser ging bis in die Nacht und ich konnte nicht einschlafen. Ich beschloss, meine Gedanken der Nachtschwester mitzuteilen. Ich ging zu ihr ins Schwesternzimmer und sagte, dass ich Gedanken habe, mir das Leben zu nehmen. Sie reagierte sehr schnell, dass ich noch alles vor mir habe und nicht die Flinte ins Korn werfen solle. Ich sei doch noch so ein junger Mann mit allen Möglichkeiten und morgen komme ich hier erstmal wieder raus zu meiner Freundin, dann werde ich wieder sehen, wie schön das Leben doch sei. „Nun gehe wieder schlafen und freue dich auf morgen" waren ihre letzten Worte. Ich ging wieder zurück aufs Zimmer, legte mich hin und schlief ein.

Am nächsten Morgen wachte ich auf und wusste, dass es nun kein Zurück mehr gab. Es musste passieren, bevor ich bei Sophia aufkreuzte. Nach dem Frühstück machte ich mich fertig und ging zur Bushaltestelle. Wieder breitete sich eine Stille aus. Ohne Gedanken an Sophia oder meine Eltern oder an sonst irgendetwas stieg ich wie ferngesteuert in den Bus Richtung Innenstadt. Am Busbahnhof angekommen, ging ich in Richtung der Wohnung meiner Freundin, an der Hauptstraße entlang.

Da ein Lastwagen. Ich zögerte. Er fuhr vorbei und ich sah mich in Gedanken, wie ich vor ihm springe und er mich überrollt. Danach gelangte ich auf eine größere Kreuzung. Dort ein Busch. Ich ging, als wenn ich mir vorher einen Plan gemacht hätte, hinter diesen Busch. Mir kam der Gedanke, dass ich dann unerwartet vor ein Auto springen kann und dieses mich dann ungebremst erwischte. Wieder stand ich dort und beobachtete die vorbeifahrenden Autos. Wieder fing mein Herz an, wie rasend zu schlagen. Dann wieder die Gedanken: „Jetzt Frank! Tue es! Jetzt!" Dann sah ich ein Mercedes-Transporter auf den Busch zufahren und ich schloss die Augen. Das Geräusch kam näher. Ich öffnete die Augen und wie ferngesteuert sprang ich auf die Straße.

Die Reifen quietschten.

Der Transporter kam noch vor mir zum Stehen. Der Fahrer schaute mir direkt in die Augen und ich sah, wie erschrocken er war und ich realisierte, dass er mich nicht erwischt hatte. Dann lief ich einfach weiter auf dem Gehsteig und ging weiter. Ich wurde panisch. Es musste jetzt passieren, was soll ich den Menschen sonst erzählen, was ich auf dem Weg gemacht habe?

Dann blieb ich stehen, drehte mich zur Straße und ging direkt an den Bordstein.

Da ein roter Van.

Jetzt musste es klappen. Er kam näher.

Jetzt Frank!

Und ich sprang ...

Ich spürte zuerst einen dumpfen Schlag, seitlich auf meinen Körper, von der abgeschrägten Motorhaube des Vans. Dann einen dumpfen Aufprall meiner Hüfte auf dem Asphalt. Mein Körper schleuderte nochmal und dreht sich in der Luft. Dann nochmal ein Aufprall auf meine Schulter. Mein Körper schleifte danach noch ein paar Meter auf der Straße und kam zum Liegen. Erst dann spürte ich, wie mein Kopf sich ablegte.

Alles war still um mich.

Ich spürte weder meinen Körper, noch hatte ich Gedanken.

Ich nahm nichts mehr wahr.

Dunkelheit.

Auf einmal hörte ich langsam lauter werdende Stimmen und

spürte, wie mich jemand berührte. Ich öffnete die Augen. Alles lief wie in einem Film ab, als wenn ich zugleich Zuschauer und Akteur der Hauptrolle wäre. Ein Mann drehte vorsichtig meinen Körper und schaute mir ins Gesicht.

„Haben Sie denn nicht das Auto gesehen? Kommen Sie erstmal von der Straße runter ... Können Sie aufstehen?"

Ich antwortete nicht. Ein anderer Mann half ihm, mich hochzuheben. Da spürte ich einen Schmerz in meiner Hüfte. Er nahm meinen Arm um seinen Hals. Wieder ein Schmerz in meiner Schulter. Ein Piepen in den Ohren. Ich kam langsam wieder zurück in die Realität. Schaute mich um. Der rote Van stand noch auf der Straße. Ich war auf die Gegenfahrbahn geschleudert worden. Dort hatte sich schon eine Schlange von Autos gebildet. Ich drehte mich um und sah ein paar Menschen, die mich beobachteten. Einige von Ihnen hielten sich die Hand vor den Mund, andere starrten einfach auf die Szenerie. Geistesgegenwärtig sagte ich zu dem Mann, dass ich zu meiner Freundin müsse. Der Mann antwortete, dass ich jetzt bei ihm bleibe, bis der Krankenwagen kommt. Aus der Ferne hörte ich eine Sirene. Blaulicht kam näher. Der Krankenwagen hielt an. Zwei Pfleger kamen raus und nahmen mich in Empfang und fragten mich, ob ich im Krankenwagen sitzen oder liegen wolle. Ich setzte mich. Der eine Pfleger setzte sich zu mir und der andere befragte draußen den Mann, der mich von der Straße geholt hatte.

„Was ist passiert?", fragte er mich.

„Ich hatte einen Unfall."

Dann holte er einen Zettel raus und fragte mich, wo ich Schmerzen habe und wie ich diese auf einer Skala von eins bis zehn einschätzen würde. Dann merkte ich, dass wie durch ein Wunder mein Kopf nichts abbekommen hatte. Noch nicht einmal eine Schramme. Ich ging mit meiner Aufmerksamkeit weiter runter und nahm die Schmerzen in meiner Schulter und in meiner Hüfte wahr. Bewegte meine Gliedmaßen. Sagte jeweils eine Zahl.

„Wir fahren jetzt zu einem Arzt ins Krankenhaus."

Wenige Minuten später waren wir wieder an dem Ort, wo ich in der Früh losgefahren war. Ein Arzt untersuchte mich, bewegte meine Gliedmaßen durch und tastete mich ab.

„Woher kommen Sie?", fragte er.

„Von der Station P6", entgegnete ich.

„Psychiatrie?", fragte er überrascht.

„Ja."

Er verließ sofort den Raum. Wenige Minuten später kam er zurück.

„Herr Kewitz, wir haben auf Station angerufen. Sie können jetzt dort hinkommen, es gibt gerade Mittagessen."

„Habe ich mir was getan?"

„Nur ein paar Prellungen, nichts Ernstes." Er verließ wieder den Raum.

Ich konnte allein wieder gehen. Keine der Personen, die mich untersuchten, wussten eigentlich, was gerade wirklich passiert war. Ich ging aus der Notaufnahme Richtung Station, nahm mein Handy und rief Sophia an.

„Frank, wo bleibst du?", kam gleich von der anderen Seite.

„Ich bin wieder zurück ins Krankenhaus, ich hatte einen Unfall."

Meine Freundin fing an zu weinen und wiederholte immer wieder:

„Ich kann nicht mehr Frank, ich kann nicht mehr."

„Soll ich noch zu dir kommen?", fragte ich.

„Nein bleib da! ich kann nicht mehr!", und sie legte auf.

Das war das letzte Mal, dass ich Sophias Stimme gehört habe.

Ich setzte mich auf die Treppe kurz vor dem Eingang der Station und fing an zu weinen. In diesem Moment realisierte ich selbst erst, was gerade passiert war und ich überlebt hatte. Einige Zeit später stand ich auf und ging zurück zur Station. Ich stand noch immer neben mir. Alles war so unwirklich. In meinem Kopf rauschte es. Meine Ohren piepten. Mein Körper fühlte sich dumpf an. Ich ging am Schwesternzimmer vorbei.

„Herr Kewitz, da ist noch ein Mittagessen übrig, setzen Sie sich erstmal hin und essen was", kam aus dem Zimmer.

Ich setzte mich zu den anderen. Klara saß zufällig neben mir, sah mich an und fragte mich, als wenn sie wusste, was gerade passiert war.

„Frank, was hast du getan?"

Ich sah sie an.

„Ich bin vor das Auto gesprungen."

Auf einmal war Ruhe am Tisch.

Alle starrten mich an.

Von der einen Seite kam:

„Krass, der hat es wirklich getan."

„Ach du Scheiße!", von der anderen.

In den Augen mancher sah ich, dass sie, so wie ich, jeden Tag um ihr Überleben kämpften und ich ihnen in diesem Moment die Hoffnung nahm, dass es einen anderen Ausweg gibt, da ich schon viel länger da war als die meisten von ihnen. Klara sagte dann zu mir, dass sie den Schwestern Bescheid sage und ich mitkommen solle.

In mir kamen durch die Blicke Schuldgefühle hoch. Zuerst allen gegenüber, denen ich die Hoffnung nahm, dass es besser werden konnte. Dann Sophia gegenüber.

Pfleger Robert nahm die Nachricht entgegen. Er kam sofort zu mir und bat mich, mit ihm zusammen meine Sachen zu packen, es geht für mich auf die geschlossene Station. Im Zimmer angekommen war ich handlungsunfähig. Pfleger Robert blickte mich an und verstand mich irgendwie und fing selbst an, meine Sachen in meine Taschen zu packen. Im selben Moment kam die Mutter von Sophia ins Zimmer.

„Frank, wie geht es dir? Was ist passiert?"

Ich fing an zu weinen und sagte ihr, dass Sophia sich einen anständigen Mann suchen solle, dass sie mich nicht verdient hat! Dass es mir leidtue, das getan zu haben. In diesem Moment realisierte sie, was geschehen war.

„Frank, wie konntest du das tun? Du hast doch alles …?!"

Pfleger Robert hatte in der Zwischenzeit alles fertig gepackt und ging mit mir wortlos in die Geschlossene. Die Mutter von Sophia durfte nicht mit rein und musste draußen bleiben. Das war das letzte Mal, dass ich sie gesprochen habe. Später erfuhr ich von meiner Psychologin, dass sie nochmal versucht hatte, mit mir Kontakt aufzunehmen, die Schwestern aber jeglichen Einfluss von außen fernhielten.

Ich kam in das Beobachtungszimmer. Musste meinen Gürtel und meine Schleifen abgeben. Danach legte ich mich aufs Bett. Neben mir lag ein großer Mann, der schlief. Er hatte Wunden im Gesicht, aufgeschürfte Hände, war nackt bis auf eine übergroße Windel. In diesem Moment wusste ich, dass ich nicht mehr tiefer sinken konnte.

Nach und nach nahm ich meinen Körper wieder mehr und mehr

wahr. Ich tastete mich ab, ob vielleicht doch was gebrochen oder irgendwas tiefer kaputt war. Ich wurde weder geröntgt noch tiefergehend behandelt, nachdem der Arzt die Information bekommen hatte, dass ich von der Psychiatrie kam. Ich spürte auf einmal meine Erschöpfung und schloss die Augen.

„Herr Kewitz?"

Ich öffnete wieder die Augen.

„Herr Kewitz, Ihre Eltern stehen draußen vor der Tür, dürfen wir sie reinlassen?", fragte mich sanft eine Schwester.

„Ja, sie dürfen ...", antwortete ich und setzte mich auf die Bettkante.

In diesem Moment schossen mir die Gedanken nur so durch den Kopf. Wie muss sich eine Mutter fühlen, wenn ihr Kind sich gerade versucht hat, das Leben zu nehmen? Sie wird mir niemals verzeihen. Sie hatte mir nie etwas getan. Mir alles ermöglicht. Und ich? Ich schmeiße das Geschenk des Lebens, was sie mir gegeben hat, einfach so weg! Sie muss mich dafür hassen!

Die Tür öffnete sich. Meine Eltern traten langsam und ruhig ein. Ich schämte mich so sehr, dass ich nur auf den Boden sehen konnte. Da kam meine Mutter. Legte ihre Sachen ab und kniete sich vor mir hin und sah mir tief in die Augen. Ich sah weder Hass noch einen Vorwurf für das, was ich getan hatte, keinerlei Trauer, keine Wut, kein Unverständnis ...

Mir kamen die Tränen und ich schaute genauer hin. Ihre Augen waren so tief, so klar.

Das Einzige, was ich in diesen Augen sah, war bedingungslose reine Liebe, die sie zu mir empfand.

In diesem Moment habe ich verstanden, dass der Sinn des Lebens das Leben selbst ist.

In diesem Moment beschloss ich, egal was meine Gedanken mir auch immer einreden wollen, zu leben.

Am nächsten Tag kam Pfleger Robert zu mir und setzte sich zu mir auf mein Bett.

„Herr Kewitz wissen Sie, für die Krankheit sind Sie nicht verantwortlich, auch nicht, was durch sie passiert ist, aber Sie sind verantwortlich für Ihre Genesung. Ich möchte Ihnen ein Buch ausleihen. Es heißt „Die Rose von Jericho". Wissen Sie, was das bedeutet? Die Rose von Jericho ist eine Pflanze, die monatelang ohne Wasser in der Wüste aushalten kann und wenn man sie von außen betrachtet, denkt man, sie ist verdorrt. Doch wenn es dann regnet, dann braucht sie nur wenig Wasser, um wieder zum Leben erweckt zu werden. Sie blüht wieder auf, erwacht und zeigt ihre ganze Schönheit, die die ganze Zeit in ihr verborgen war. Lies das, es wird dir helfen, so wie es mir geholfen hat."

Ich nahm das Buch entgegen, hielt es in meinen Händen und war sprachlos. Warum machte das dieser Mann für mich? Ich kannte ihn nicht, war nicht mit ihm verwandt, habe in seiner Station nicht viel gesagt oder Anzeichen nach außen gegeben, dass ich um meine Gesundheit kämpfen würde. Ich fühlte eine große Dankbarkeit. Er gab mir das Gefühl, nicht allein zu sein, nicht allein gelassen zu werden, auch wenn ich mich nicht verhalten habe, wie es vielleicht die anderen Patienten getan haben. Irgendwas sah er in mir. Ich hatte das Gefühl, dass er mal an der gleichen Stelle stand wie ich, auf seine Art und Weise, und dort genauso Hilfe von anderen Menschen erfahren hat und diese Erfahrung jetzt selbst weitergibt, um mir zu helfen. Am Abend schlug ich das Buch auf und schon das Eingangszitat sagte alles aus, wie meine Situation in diesem Moment war:

„Die Zukunft quält uns,
die Vergangenheit hält uns fest,
deswegen lassen wir uns die Gegenwart entgehen."
SERGIO BAMBAREN

Zu diesen Zeitpunkt konnte ich nur mit den ersten zwei Teilen etwas anfangen. Aber was heißt Gegenwart? Was lasse ich mir da entgehen? Was hält mich fest und was quält mich? Wenn ich nur in der Gegenwart bin, gibt es denn keine Vergangenheit und keine Zukunft mehr? Ich wusste zu diesem Zeitpunkt noch nicht warum, aber Pfleger Robert hatte mir genau zur richtigen Zeit und am richtigen Ort das richtige Buch gegeben. Einen Monat später holte er sich das Buch wieder und sagte mir, dass ich ein Tagebuch führen könne, in diesem die Seiten in zwei Spalten aufgeteilt sind. Auf der linken Seite schreibe ich alles auf, was heute gut gelaufen ist, und auf der rechten Seite alles, was ich hätte besser machen können und wie. Das war das letzte Mal, dass wir miteinander sprachen.

Liebes Herz, seitdem ist so viel passiert. Ich weiß jetzt nicht, wo ich weitermachen soll.

∞ *Was ist denn das Ziel des Buches?*

Ich wünsche mir, dass dieses Buch den Menschen hilft, zu ihrem höchsten Potential zu finden.

∞ *Was ist denn für dich das höchste Potential?*

Frei zu werden vom falschen Selbst, um dann das wahre Selbst zu verwirklichen, um der zu werden, der man wirklich und wahrhaftig ist.

∞ *Okay und was noch?*

Den Lesern erklären, dass eine Depression gar keine Erkrankung ist, sondern die Heilung von dem Leben davor, das die eigentliche „Erkrankung" des Selbst war und dass die Depression zu einem wunderbaren Schlüsselerlebnis werden kann, wenn man versteht, dass das Ego nun vor seinem Ende steht, es sozusagen stirbt und du die Chance bekommst, in diesem Leben und in diesem Körper wieder die Verbindung zur Quelle bewusst zu erleben und zu erfahren. Wenn du dann vollkommen loslässt und dich von dieser Quelle aus leiten lässt, führt sie dich zu deinem höchsten Potential, welches dir ungeahnte Zufriedenheit und Glückseligkeit in dein Leben bringt.

∞ *Was ist die Quelle?*

Die Quelle ist bedingungslose Liebe, Bewusstsein, Leere.

∞ *Kommen wir nun zurück zu dem weiteren Inhalt dieses Buches, welches (wie so viele Bücher, die von Menschen geschrieben worden sind, die den Mut hatten, die Verbindung zu mir in ihrer ganz individuellen Art und Weise auf das Papier zu bringen)*

Menschen in allen euren Gesellschaftsschichten erreichen wird, egal ob die Menschen als arm, reich, krank oder gesund beurteilt werden. Die Liebe kehrt ins Bewusstsein zurück.

Erzähle uns von einzelnen Begegnungen, die dir geholfen haben, ganz bewusst dein inneres Wachstum wahrzunehmen.

3. Die TCM-Psychologin

Die erste Person, die ich erwähnen möchte, war meine erste ambulante Psychotherapeutin. Das Spannende ist, dass es Menschen gibt, die Angst davor haben, zum Psychologen zu gehen. Meistens aus zwei Gründen. Entweder haben sie Angst vor der Bewertung der anderen, als psychisch krank oder verrückt abgestempelt zu werden und dass sie zu schwach sind, es allein zu schaffen. Oder sie haben Angst, sich zu verändern, Angst vor dem Unbekannten, dass sich etwas an ihren Gewohnheiten oder Beziehungen ändern wird, obwohl sie genau wissen, dass eins von beiden oder beides dazu geführt hat, dass es ihnen schlecht geht und sie darunter leiden. Genau diese beiden Anteile hatte ich auch in mir und erst in der ambulanten Psychotherapie habe ich erkannt, dass es genau umgekehrt ist. Die, die sich Hilfe oder besser gesagt eine Begleitung holen, sind die Starken, die Mutigen. Es gibt natürlich immer welche, die beurteilen und werten, doch das sind meistens die, die bildlich gesprochen damit protzen, dass sie die großen Ketten der Gesellschaft tragen können und sich ihrer Kontrolle vollkommen hingeben, anstatt nur einen Schritt alleine in die Glückseligkeit der individuellen Entfaltung des wahren Selbst zu gehen. Wir Menschen können uns an alles gewöhnen, leider auch daran, ständig verletzt zu werden. Wir glauben, dass es uns Sicherheit gibt, etwas auszuhalten, weil wir dann immer genau wissen, was uns erwartet. Genau zu diesem Part in mir, der Angst vor der Veränderung hatte, kam mir folgendes Bild:

Ich war ein Arbeiter mit einer Schaufel in der Hand. Gesellschaftlich war es gewünscht ein Arbeiter zu sein, der irgendwann stehen bleibt und schaufelt. Deswegen wollte ich unbedingt solch ein Arbeiter werden. Zuerst hat es Spaß gemacht, nicht mehr zu gehen und stehen zu bleiben, um mir einen bestimmten Fleck Erde auszusuchen und zu schaufeln. Am Anfang war noch alles gut. Ich wurde mit jedem Spatenstich sicherer und effizienter in dem, was ich tat. Mein Körper wurde stärker und ich fühlte mich in meinem von mir selbst abgesteckten Areal sogar geborgen. Also schaufelte ich weiter. Irgendwann war ich so tief, dass ich nicht mehr über den Rand schauen konnte und ich somit jeden Tag um mich die Erde anstarrte. Nun hatte ich aber schon so viel geschafft und war stolz, dass ich es bis hierhin ausgehalten hatte. Obwohl es noch ein Leichtes gewesen wäre, rauszuklettern, beschloss ich weiterzumachen, denn mein Verstand sagte mir, es ist besser, den sicheren, gewohnten Weg zu gehen. Ich wusste nun schon genau, wie ich die Schaufel zu halten hatte, hatte die beste Wurftechnik entwickelt und der Anblick der Erde war mir zur Gewohnheit geworden. So schaufelte ich tiefer und tiefer, Tag ein, Tag aus. Mit der Zeit stellten sich die ersten Schmerzen ein und es fiel mir von Wurf zu Wurf schwerer, den Sand aus meinem immer tiefer werdenden Loch hinauszuwerfen. Nun hatte ich hier schon so viel Zeit, Kraft und Schweiß investiert, dass ich nicht aufgeben wollte. Ich machte einfach weiter und weiter. Irgendwann war ich so tief, dass ich keinen Sonnenstrahl mehr abbekam und es immer kälter wurde und ich eigentlich erst bemerkte, wie tief ich schon gekommen war, als sich mein eigener Sand wieder zurück auf meinen Körper niederließ, da ich es nicht mehr schaffte, den Sand hoch genug aus dem Loch zu werfen. In diesem Moment sah ich nach oben, die Luft zum Atmen wurde immer knapper und hielt für einen kurzen Moment inne. Mein Körper war geschunden und brannte vor Schmerzen. Mein Schweiß war kalt geworden auf meiner Haut durch den Stillstand der Bewegung.

In diesem Moment sah ich die Sinnlosigkeit meines Handelns, die Sinnlosigkeit meines Lebens. Doch an diesem Punkt hatte ich gefühlt schon zu wenig Kraft, um wieder nach oben zu klettern und da ich diese Schwäche nicht zeigen wollte, wollte ich auch keine Hilfe annehmen, um aus dem Loch wieder rauszukommen. Also tat ich das weiter, was ich bis dato am besten und sicher konnte, schaufeln. So schaufelte ich mir mein eigenes Grab, nur weil ich es gewohnt war und zu stolz einzugestehen, dass ich einem falschen Ideal gefolgt war. Ich habe mich entschieden, nicht weiter wachsen zu wollen und mir die Ziele der Gesellschaft, die mir durch Erziehung, Schulbildung, Medien, Politik und Religion auferlegt wurden, zu befolgen. In dem Moment, als ich nach oben sah, sah ich gleichzeitig die Verzweiflung aus den Augen so vieler Menschen, die sich selbst in diese Sackgasse manövrierten, wobei es egal war, wie diese Sackgasse aussah. Die Frau, die sich nicht von ihrem Mann trennt, obwohl er sie seit Jahren schlägt, nachdem er angefangen hatte zu trinken. Ein Mann, der schon um 6 Uhr in der Früh zur Wodkaflasche greift, nachdem er erkannt hatte, dass sein Job, seine Kindheit, sein Leben eine einzige Ruine gewesen ist und er den Schmerz darüber nur noch weghaben und sich betäuben will. Der Abiturient, der sich in seinem Medizinstudium quält, weil sein Vater, Großvater und dessen Vater sich schon einen Namen als Arzt gemacht hatten. Das Kind, welches selbst Abitur machen muss, weil die Eltern es als Statussymbol in der Nachbarschaft oder in der eigenen Familie missbrauchen, obwohl es vielleicht der geborene Handwerker wäre. Der Manager, der 60 bis 80 Stunden die Woche im Büro sitzt und seine Bürotür abschließt, nachdem alle in seiner Abteilung gegangen sind, damit er heimlich weinen kann und sich dabei währenddessen innerlich selbst Vorwürfe macht, was er doch für ein Weichei ist und sich doch zusammenreißen soll. Die Kellnerin, die eigentlich schon seit ihrer Ausbildung von einer Weltreise träumt, sich aber jetzt mit 40 Jahren dafür zu alt findet und weiterhin jeden Tag lächelt, obwohl sie innerlich weint. Der Lehrer, der in einer Klasse mit 25 Kindern sitzt, die er nicht mehr als unsere Zukunft betrachtet, sondern als ein Haufen Wildgewordener, die weder ihn noch irgendeinen der Kollegen respektieren, die aus ihnen Gesellschaftsroboter machen wollen. Der Arzt, der nach 20 Stunden Arbeit erschöpft ins Bett fällt und nach nur 1,5 Stunden Schlaf wieder von seinem Telefon geweckt wird, weil gerade ein Notfall mit anstehender komplizierter Operation ins Krankenhaus gefahren wird und kein anderer Arzt zur Verfügung steht. Genau in diesen beschriebenen Momenten sagt uns unsere Herzensstimme die Wahrheit und gibt uns gleichzeitig die passenden Antworten auf unsere Fragen, wie wir da wieder rauskommen können. Unser Verstand findet jedes Mal einen Grund, es nicht zu tun.

Nun liegt es an dir zu entscheiden, ob du weiterschaufelst oder hochkletterst, damit du wieder die Wärme der Sonne auf deiner Haut spürst und die frische Luft wahrnimmst, wie sie in deinen Körper einströmt und dir pure Lebendigkeit wieder zurück in deine Adern bringt. Wenn du wieder oben angekommen bist, wirst du erkennen, dass du mehr als genug Kraft gehabt hast, um aus deinem Loch wieder rauszukommen. Wenn du dich für deinen Herzensweg entscheidest, kommen zudem unerwartet Menschen in dein Leben, die dir unerwartet und ohne Gegenleistung Seile in dein Loch werfen werden, um dich wieder aus der Sackgasse an die Kreuzung zu ziehen, an der du damals mit deinem Verstand angehalten hast und angefangen hast zu schaufeln. Doch jetzt, wieder an diese Kreuzung zurückgekehrt, deine Augen schließt und im vollen Vertrauen dem Weg deines Herzens folgst.

All das habe ich durch die Psychotherapeutin Schritt für Schritt gelernt und bekam eine andere Perspektive auf meine Situation und sah auf einmal die Chancen und Möglichkeiten, die ich noch hatte. Erst als ich meinen Stolz (die Schaufel) losgelassen und ihre Hilfe (das Seil) angenommen hatte, ergriff ich die Chance, mein Leben Stück für Stück wieder selbst in die Hand zu nehmen und mich aus dem Loch zu befreien.

Eine der wichtigsten Sitzungen möchte ich gerne in diesem Buch teilen.

Der Raum, in dem die Therapie stattfand, war klein. Die Therapeutin hatte ein Regal mit Büchern hinter ihrem Stuhl, einen kleinen Schreibtisch vor ihr und davor zwei Stühle für ihre Klienten. Einzigartig war im Kontrast dazu ihr riesiger Hund, den sie in der Regel während der Therapie mit im Raum hatte. Als ich an diesem Morgen zu ihr in den Raum ging, war ich aus unerklärlichen Gründen sehr aufgeregt. Ich hatte ein flaues Gefühl im Magen und mein Herz raste. Meine Arme, Ring- und kleinen Finger fingen an so stark zu kribbeln, dass sie sich fast taub anfühlten. Als ich die Tür öffnete, lag der riesige Hund neben dem Stuhl, auf dem ich Platz nehmen durfte. Irgendwie gab mir dieser riesige Hund Ruhe und Stabilität. Er vertraute mir in Form von Gelassenheit und half der Aufregung, die in mir war, wodurch ich ruhiger wurde. Nach einer kurzen Begrüßung ging es gleich zur Sache:

„Schließe deine Augen Frank. Jetzt stelle dir bitte ein Bild vor, was deine ausweglose Situation, in der du dich gerade befindest, am besten beschreibt. Was siehst du?"

Ich brauchte ein bisschen, um mich darauf einzulassen, aber

dann tauchte in mir ein Bild von einem Baum auf, der ganz allein auf einem Feld stand. Das Feld war komplett verdorrt und der Baum formte sich zu einem abgebrannten Stamm. Die Äste lagen verkohlt daneben und nichts Grünes war mehr in der Nähe.

„Jetzt stelle dir vor, du hast die Möglichkeit, dir Schutz zu suchen, um von diesem Ort aus auf diesen Baum zu gucken. Was siehst du?"

Auf einmal breitete sich in einiger Entfernung ein Wald aus. Ich saß an einer dicken Eiche und vor mir waren Büsche, hinter denen mich der Baum nicht sehen, ich aber die Tragödie aus sicherer Entfernung beobachten konnte.

„Jetzt schließe wieder deine Augen. Nun stelle dir vor, dass du ein Tier neben dir sitzen oder stehen hast, dass dich beschützt und dich von jetzt an begleitet. Was siehst du?

Ich brauchte nur ein paar Sekunden. Plötzlich war ein großer Wolf neben mir. Ein beindruckendes Tier, kraftvoll, fokussiert, orientiert, still. Ich bekam Gänsehaut.

„Das ist dein Krafttier, welches dich immer begleiten wird. Es ist nun egal, in welche Situation du dich begibst, von heute an wirst du niemals mehr allein sein."

Zum Abschluss der Stunde sagte sie noch:

„Wenn du deinen Baum wieder zum Blühen bringen willst, probiere mal HSIN TAO von Ratziel Bander aus."

Die Therapeutin war gleichzeitig TCM-Spezialistin und hatte dadurch Erfahrungen mit Qigong. Im Krankenhaus hatte ich schon mal ein Qigong-Buch in der Hand und machte daraus eine Übung, verlor aber durch die Geschehnisse die Motivation. Jetzt hatte ich wieder ein inneres Bedürfnis danach, mich mehr mit Qigong zu befassen. HSIN TAO, übersetzt heißt es „Der Weg der Götter". Der Legende nach ist vor vielen hunderten Jahren ein aufgewachter Mönch durch Asien gezogen, um seine Weisheiten zu verbreiten. Er dachte, er wisse schon alles und kam zu den Menschen, um ihnen als Hilfe zu dienen. Vor einem tibetischen Kloster wurde er von den dort lebenden Mönchen zurückgewiesen. Das verwirrte ihn sehr und er dachte, dass er doch noch nicht gänzlich erwacht sein müsse und irgendwas in seinem Inneren noch nicht gelöst sei. Er entschied sich dazu, sich ins nahegelegene Gebirge in eine Steinhöhle zurückzuziehen, um ohne äußere Ablenkung darüber zu meditieren. Nach sieben Jahren in tiefer Meditation erkannte er, dass es nicht an seinem Inneren lag, er war und ist erwacht, sein Körper war aber durch die Bewegungslosigkeit sehr gezeichnet und geschunden. Mit letzter Kraft schaffte er es aus der Höhle und er stellte sich innerlich die Frage, was ihm denn nun noch fehle. Dann durchfloss ihn plötzlich eine unbändige Energie und alles durchströmte seinen Körper. Er war zu schwach, um sich ihr zu widersetzen und gab die Kontrolle über seinen Körper ab und sich dieser Energie in Vertrauen vollkommen hin. Sein Körper fing auf einmal an, einfache Bewegungen zu machen. Nach und nach heilte, durch diese sanften Bewegungen, sein ganzer Körper und sein Geist wurde noch klarer. Dann traf ihn die Erkenntnis wie ein Blitz. Er war EINS mit seinem Körper und sein Körper ist EINS mit seiner Umwelt und die Umwelt ist EINS mit dem Planeten Erde und die Erde ist EINS mit dem Universum. Somit wurde ihm bewusst, dass sein Körper auch das Universum ist und die Energie, die ihn heilt, die wahrhaftige Energie ist, die uns in die Unendlichkeit führt, wenn wir jegliche Kontrolle abgeben und uns ihr mit Hingabe überlassen. Nachdem sein Körper wieder gänzlich geheilt war, ging er zurück zum Kloster. Diesmal öffneten sie ihm die Türen. Es war das Kloster der Erwachten, die ihre innere Freiheit erlangt hatten. Doch leider waren ihre Körper krank, alt und gebrechlich von dem jahrelangen Sitzen in tiefer Meditation. Der Mönch zeigte ihm die Bewegungen, die er erfahren durfte und das Wunder von HSIN TAO nahm seinen Weg. Durch die Zerstörung der tibetischen Klöster Mitte des 20. Jahrhunderts ist diese Form des Qigongs (auch tibetisches Yoga genannt) nach Jahrhunderten der Geheimhaltung und ausschließlich mündlichen Überlieferungen Ende des 20. Jahrhunderts in die Öffentlichkeit gekommen. Ein Mönch, der nach Australien ins Exil gegangen ist, durchbrach das Schweigen über diese wunderbare Qigong-Technik, als der damals schwerkranke Ratziel Bander vor seiner Tür stand. Ihm überlieferte er sein ganzes Wissen, Ratziel heilte sich dadurch und ist seitdem weltweit unterwegs, um das ihm anvertraute Wissen an die Menschen weiterzugeben. Die Bewegungen sind sehr einfach, sodass ich es trotz Depression geschafft habe, sie in meinen Alltag zu integrieren. Mein Baum (Körper) erblüht seitdem kraftvoller und energetischer als je zuvor und die Wurzeln, die unaufhörlich wachsen, bringen mir Stabilität und Erdung. Qigong ist seitdem ein fester Bestandteil meines Lebens.

4. Die Gefühlspsychologin

Mein nächster innerer Wachstumsschub war in der RPK (Rehabilitation psychisch Kranker). Dort hatte ich neun Monate medizinische Reha und danach zwölf Monate berufliche Reha. In der medizinischen Reha lernte ich alles, was mich in die Depression gebracht hatte und wie ich dauerhaft ohne sie weiterleben kann. Aus dieser Zeit möchte ich gerne eine Sitzung mit meiner Psychologin teilen. In diesem Zusammentreffen erzählte ich von meinem Sprung vor den Van. Es war das erste Mal für mich, dass ich so ausführlich über den tiefsten Punkt meines Lebens erzählte. Ich war währenddessen vollkommen verschwitzt, hielt mich mit meinen Händen an dem Stuhl fest und spürte meine Füße nicht mehr. Ich lutschte einen Bonbon während den Sitzungen, da ich vor Aufregung immer einen trockenen Mund bekam. Als Abschluss sagte ich, dass wie durch ein Wunder nichts, außer ein paar Schürfwunden und Prellungen, passiert ist und dass es großes Glück war.

Sie schaute mir direkt in die Augen und machte eine kurze Pause.

„Weißt du, Frank, vielleicht war es kein Glück und kein Zufall, dass du keine schweren Verletzungen davongetragen hast."

Ich war über diese Aussage erstaunt. Darüber hatte ich noch nie nachgedacht, gleichzeitig entspannte sich mein Körper und ich kam aus der Vergangenheit mit meinem vollen Bewusstsein in ihr Zimmer zurück.

Wie meinen Sie das?

„Vielleicht hat deine Seele deinen Körper durch diesen wichtigen Schritt deines Lebens geleitet, wusste genau, wann sie mit deinem Körper springt, wie er sich nach dem Zusammenstoß zu drehen hat, sodass der Aufprall auf der Straße nicht deinen Kopf traf und sich dein Körper so abrollen konnte, dass er noch nicht einmal einen gebrochenen Knochen erleiden musste."

Ich war sprachlos. Auf einmal kam in mir das Gefühl, dass die universale Energie, von der ich in HSIN TAO gehört hatte, auch meinen Körper bewegt haben könnte. Sie sagte in der Sitzung nichts weiter dazu, aber der Keim, den sie durch ihre Aussage in meinem Verstand gesetzt hatte, fing an, nach und nach Wurzeln zu schlagen. Am Ende der Sitzung entschied sie, mich in die Gefühlsgruppe der Borderline-Patienten aufzunehmen, obwohl ich keinerlei Anzeichen dieser Störung hatte. Auf die Frage nach dem Warum antwortete sie nur, dass es wichtig für mich sei, wieder Zugang zu meinen Gefühlen zu bekommen, zu lernen, welche Gefühle es gibt, wie sie sich ausdrücken und wie man sie am Ende voll und ganz fühlen kann. Damit machte sie mir ein zweites großes Geschenk. Zum ersten Mal lernte ich die Menschen kennen, die ich größtenteils während meiner Psychiatriezeit gemieden hatte, da ich dachte, dass sie nur zwei Lebenszustände kannten, Schwarz oder Weiß, dazwischen gab es nichts. Wenn du dir eine Situation in deinem Leben vorstellst, in der du z. B. aus Wut oder Verzweiflung komplett die Kontrolle verloren hast, dann kommt diese Situation vielleicht einmal in zwei oder fünf Jahren vor. Bei Borderlinern in krassen Fällen bis zu sieben Mal am Tag. Nun hatte ich durch diese Gruppe auch die Chance, hinter die Kulissen zu schauen und den Alltag dieser Menschen kennenzulernen, da über die Dauer der gesamten Reha alle Klienten wie in einer großen WG zusammenleben. Was bei dem Großteil der in dieser WG lebenden Menschen gleich war, unabhängig davon, welche Diagnose die Ärzte in das Leben jedes einzelnen einschließlich meins gestempelt haben: Alle wollten sie sich wieder spüren, fühlen und ihre Lebendigkeit leben.

Benita, mit der ich mich im Laufe der Reha angefreundet hatte, war auf einem guten Weg. Sie ist weg vom Alkohol gekommen und weg von dem Mann, der sie misshandelte, hat wieder guten Zugang zu ihren Kindern und schien nach außen glücklich. Wir bauten nach und nach eine Freundschaft auf. Dadurch lernte ich viel über die Erkrankung und verlor irgendwann die bewertenden Blicke auf die ganzen sichtbaren Narben, die die meisten sich mit Messer, Rasierklinge, Schraubenzieher oder Scherben zugefügt hatten, nur um das Gefühl wieder zurück in ihren Körper zu holen. Sie sagte zu mir, dass es wie eine Sucht sei, sich zu verletzen, da es der scheinbar einfachste Weg ist, wieder ein Gefühl zu fühlen und sich so wieder zu spüren. Das Gefühl Schmerz. Dieses Gefühl war für sie so angenehm wie für einen Fußballer, der mit Freude und Adrenalin durchspült wird, weil er in der neunzigsten Minute das 2:1 vor 10.000 Fans geschossen hat und ihm alle zujubelten. Doch so richtig verstanden habe ich Benita und wie existenziell es für sie ist, im Gefühl zu sein, als sie nach Monaten verletzungsfreier Zeit wieder rückfällig wurde.

Ich wunderte mich, nachdem ich in unserer Gemeinschaftsküche Frühstück gegessen hatte, warum Benita nicht am Tisch saß. Auch in der Gefühlsgruppe erschien sie nicht. Erst am Abend kam sie mir auf dem Flur entgegen. Ich war wie immer erfreut, sie zu sehen, doch sie war abwesend. Ihre Arme waren beide komplett mit einer Binde umhüllt und an manchen Stellen suppte es durch von Eiter und Blut. Ich erstarrte bei dem Anblick. Ihr Gesicht war vollkommen regungslos, ohne jeglichen Emotionsausdruck. Sie schüttelte auf meine Begrüßung nur mit dem Kopf. Ich ließ nicht locker und ging hinter ihr her. Sie blieb stehen und sagte:

„Es ist wieder passiert."

„Lass uns ins Zimmer gehen", entgegnete ich darauf.

Sie starrte in die Leere. Ich glaubte nicht, was ich sah. In den letzten Wochen ging es ihr doch so gut. Sie lachte viel und hatte Spaß, in den kreativen Therapien ihr Talent zum Zeichnen auszuleben. Dann erzählte sie mir, dass es ihr schon lange innerlich nicht gut gehe. Da sei die alte Geschichte, die sie in ihrem Kopf nicht loslassen könne. „Welche Geschichte", fragte ich.

„Meine Vergewaltigung."

Ich schluckte. Wie konnte ich die ganzen Wochen glauben, dass sie jetzt über alles hinweg war, dass es für sie aufwärts ging?

„Ich bin halt gut in der Rolle, nach außen auf heile Welt zu machen."

Ich war verwirrt. Zum einen traurig über das, was sie in ihrer Vergangenheit über sich ergehen lassen musste, und auf der anderen Seite sogar wütend, dass sie mir nicht ihr wahres Ich gezeigt hatte. Ich fühlte mich als Freund hintergangen, dass sie selbst vor mir eine Rolle gespielt hatte. „Warum sind deine Arme verbunden?"

„Ich wusste nicht, wie ich euch zeigen soll, wie beschissen es mir eigentlich geht. Ich konnte einfach nicht mehr so tun, dass mit mir alles in Ordnung sei. Dann bin ich in meine Küche gegangen, habe den Herd auf die höchste Stufe gedreht und meine Ärmel hochgekrempelt. Dann habe ich die Herdtür aufgemacht, mich vor die Öffnung gekniet, meine Arme ausgestreckt und dann ..."

Mir wurde übel und mir kamen die Tränen und ich musste das Zimmer verlassen.

In den nächsten Wochen brauchte ich Abstand zu ihr. Ich konnte nicht nachvollziehen, warum sie so etwas getan hatte, warum sie sich selbst solche Schmerzen zufügt, nur um ihrer Außenwelt zu zeigen, wie es ihr eigentlich geht und sie Hilfe braucht. Doch dann fügte sich alles nach und nach zu einem Bild zusammen, als ich ihre ganze Geschichte erfahren habe. Benita wurde von einem Mitglied ihrer Familie als Kind missbraucht. Niemand wollte ihr glauben, nachdem sie den Mut hatte, es zu erzählen. Ihr wurde eingeredet, sie bilde sich alles ein und solle sich zusammenreißen und nicht so die Aufmerksamkeit suchen, sondern durch gutes Benehmen und Lächeln überzeugen. Sie solle nicht zur Belastung der Familie werden. Dadurch hatte sie als Kind verinnerlicht, dass sie alles aushalten muss, was sie verletzt, um nach außen immer gut dazustehen und nie zu sagen, wie es ihr wirklich geht. 45 Jahre später hatte sie über die letzten Jahrzehnte nur eine Möglichkeit für sich gefunden, wie sie die Gesellschaft akzeptiert und sie zeigen kann, wie es ihr wirklich geht: über die sichtliche Verletzung ihres Körpers. In unserer Gesellschaft gilt man erst dann als hilfebedürftig, wenn es auch nach außen zu sehen ist. Das Gefühl ist dabei nur ein Störfaktor, welches nicht so wichtig ist wie der Körper und das man weg- bzw. unterdrücken muss, um Tag ein, Tag aus zu funktionieren. Nur die äußere Erscheinung ist wichtig. Die innere Welt nur eine nicht zu beachtende Begleiterscheinung.

Ich erkannte, dass ihr die Gesellschaft keine andere Möglichkeit mehr offenließ, als ihre innere Welt durch die Verletzung ihres Körpers nach außen für alle sichtbar zu machen. Sie war und ist ein Spiegel der Gesellschaft und die Gesellschaft kann sich nicht selbst im Spiegel ertragen, deswegen hat sie ein Gerüst aus psychischen Erkrankungen gebaut, die so dieses dissoziierte Verhalten von sich abweist und sich von ihrem Spiegelbild scheinbar trennt. Mir wurde durch Benita bewusst, dass nicht wir in dieser WG die Kranken waren, sondern alle die, die das Spiel der gefühllosen funktionierenden Körper jeden Tag aushalten, um nicht in ihr Spiegelbild zu schauen, und ihnen so Tag für Tag die wahre Schönheit ihres Selbst entgeht. Eine Depression ist die Möglichkeit der Seele, um uns aus dieser verstandgeleiteten Welt zu befreien. Wenn wir sie nicht mehr als Krankheit bewerten, sondern als Chance erkennen, dass nicht die Dissoziation des Gefühls der Weg für eine gesunde Gesellschaft ist, sondern dass die Sprache der Seele das Gefühl selbst ist.

Diese Erkenntnis war am Ende das zweite Geschenk, welches ich durch die Entscheidung der Psychologin, mich in diese Gefühlsgruppe zu setzen, und durch die Konfrontation mit meinem Spiegelbild durch Benita erhalten habe. Ab diesem Tag war die Depression nicht mehr das größte Leid, welches ich erlitten habe, sondern das größte Geschenk des Universums, welches ich erfahren durfte.

5. Der nichtbehinderte Behinderte

Durch den Weg der Depression durfte ich an mir selbst erfahren, dass ich als Ganzes aus drei Anteilen bestand. Aus einem mentalen, einem physischen und einem emotionalen Körper, die wie ein komplexes Geflecht miteinander verwoben sind. In meiner beruflichen Rehabilitation beschloss ich somit, mir einen Beruf zu finden, bei dem ich die Möglichkeit besaß, den Menschen sowohl auf geistiger und physischer als auch psychischer Ebene helfen zu können. Das Ergebnis war die Ergotherapie. Durch die Reha hatte ich die Chance, Menschen in den verschiedensten Einrichtungen mit Erkrankungen aus allen drei Bereichen kennenzulernen. Eine der wichtigsten Erfahrungen war die Zeit in einer Behindertenwerkstatt. Dort wurde ich als Assistent der Therapeuten in verschiedensten Bereichen eingesetzt. Der eindrücklichste für mich war der Bereich der Rollstuhlfahrer. Ich hatte großen Respekt und sogar auch Angst davor, in diese Gruppe zu gehen. Ich wusste nicht, wie ich mit diesen Schicksalen und Behinderungen umgehen soll. Das Krasse ist, dass Menschen, die als behindert gelten, einem als gesund bezeichneten Menschen eine wesentliche Eigenschaft voraushaben. Sie sehen in der Regel sofort, ob du eine Rolle spielst oder du selbst bist im Umgang mit ihnen.

Manfred war fast gänzlich gelähmt. Er konnte nur noch mit einer Hand einen E-Rollstuhl bewegen. Meine Aufgabe wurde es, ihm beim Essen die Nahrung und den Trinkhalm seines Wassers zu reichen. Ich hatte Angst, etwas falsch zu machen und innerlich Mitleid gefühlt für einen Menschen, der aus meiner damaligen Sicht das schwerste Los gezogen haben muss: die fast gänzliche Abhängigkeit von der Außenwelt. An einem Nachmittag, nachdem ich schon ein paar Tage mit ihm verbracht hatte, saßen wir zusammen am Kaffeetisch und ich reichte ihn seinen Becher, sodass er mit seinem Mund den Strohhalm gut erreichen konnte. Dann fing er an zu reden:

„Wenn ich durch die Straßen der Stadt fahre und mich Menschen ansprechen, dann glauben sie, ich sei ein Kind von drei Jahren. Sie gucken mich mit großen Augen an, kneifen sich ein Lächeln ins Gesicht und fragen mich fast schreiend, ob ich ein Eis haben wolle."

Ich fühlte mich innerlich ertappt. Ich wäre wahrscheinlich ähnlich gewesen, wenn ich ihm das erste Mal in der Stadt begegnete wäre. Ehrlich gesagt, hätte ich den direkten Kontakt sogar vermieden, aus Angst, etwas Falsches zu sagen. Ich fühlte in diesem Moment Scham und konnte ihm deswegen nicht mehr in die Augen sehen, bis er weitersprach.

„Dann sage ich zu diesen Menschen: Hallo, ich bin Manfred, ein erwachsener Mann. Sie können normal mit mir sprechen, die Zeit als ich drei Jahre alt war, ist lange vorbei.

Weißt du? Alle sehen nur diesen Körper und stempeln mich mitleidig als Behinderten ab, weil ich aus ihrer Sicht nichts Lebenswertes mehr besitze. Doch ich bin weder behindert noch nichtbehindert. Ich bin so geboren, wie ich jetzt bin. Wenn ich mich im Spiegel sehe, dann sehe ich einen hübschen Mann, der verheiratet ist, arbeitet und schon ein Buch geschrieben und veröffentlicht hat."

Mir fehlten die Worte. Dieser Mann hatte mich innerhalb von Minuten durchleuchtet und mir mit wenigen Worten die Illusion vorgeführt, dass Zufriedenheit und Glückseligkeit an einen mobilen Körper gebunden seien. Mir wurde schlagartig klar, dass behinderte Menschen nur behindert sind, weil von den scheinbar nichtbehinderten Menschen so betitelt werden. Sie haben genau die gleichen drei Wesensanteile mit allen Möglichkeiten, sich zu entfalten. Sie haben genauso den Zugang zu den Gefühlen und die Möglichkeit, diese zu kommunizieren, sei es durch Sprechen, Körpersprache oder jegliche andere Form, um mit ihrer Außenwelt in Beziehung zu treten. Ich musste erst mit den behinderten Menschen im direkten Kontakt Zeit verbringen, um zu erkennen, dass sie nicht mehr oder weniger behindert waren als ich selbst. Es ist nur eine Entscheidung des- bzw. derjenigen Selbst, ob er oder sie seine oder ihre Situation als „krank" oder „behindert" bezeichnet oder sich dem Großen und Ganzen hingibt und sich mit bedingungsloser Akzeptanz dessen, was ist, aus jeglicher Lage ein Fest der Freude, Zufriedenheit und Glückseligkeit machen kann. Ein wesentlicher Schlüssel dafür ist Dankbarkeit und Demut vor der Großartigkeit des Lebens, was auch immer es mit uns vorhat. Manfred erinnerte mich daran, dass ich von jedem Menschen, der in mein Leben tritt, unabhängig davon, wie dieser auch aussehen mag, wie dieser betitelt wird, welcher Gruppierung dieser angehört oder gesellschaftlich angesehen wird, eine Botschaft für mich bereithält. Jede einzelne dieser Botschaften hilft mir immer mehr und mehr, mein wahres Selbst zu erkennen und zu erfahren. Vor allem die Menschen, bei denen ich selbst die größten Vorurteile hatte, mich aber dazu entschied, offen für ihre Botschaft zu sein, halfen mir zu inneren Einsichten, die mich zu meinem wahren Selbst in jeglicher Form katapultierten.

Liebes Herz, ich könnte jetzt noch unendlich fortfahren mit allen Begegnungen, die mich in meinem Inneren mehr und mehr losgelassen haben. Seit meiner Depression bin ich ganz bewusst dir gefolgt. Du hast mich nach der Reha mit dem Fahrrad nach Kaliningrad, danach auf eine Farm mit Pferden in Australien und wieder zurück in die Heimat zum Studium der Ergotherapie gebracht. In all diesen Lebensabschnitten traf ich Menschen unterschiedlichster Nationalitäten und Religionen, von unterschiedlichem sozialen Status und Lebensaussichten. Meine Frage ist nun, ob es noch mehr von deren Botschaften bedarf oder ob ich jetzt direkt zum Kern vorstoßen kann.

∞ *Was hält dich davon ab?*

Vielleicht ist noch die eine oder andere Begegnung wichtig, für den Menschen, der gerade dieses Buch liest. Vielleicht ist da eine kleine Information, ein Wort oder ein Gefühl, welches einen noch weiter zu seinem wahren Selbst bringen kann.

∞ *Jede Seite dieses Buches, jeder Satz, jedes Wort tragen schon all deine Begegnungen aller Menschen und alle Lebewesen, die dich dazu gebracht haben in diesem Moment, diese Buchstaben aufs Papier zu schreiben, in sich. Schreibe einfach das, was aus deinem Inneren herausmöchte.*

Aber das, was nun folgt, könnte als absolut verrückt, kurios, abschreckend, vielleicht auch als nicht wahr betitelt werden.

∞ *Es ist vollkommen irrelevant, wer welchen Kommentar, welches Urteil oder eine Bewertung über dich und dieses Buch abgibt. Jeder entscheidet für sich selbst, welche Information für ihn wertvoll oder wahr sind und welche nicht. Alle Bewertungen, die die Menschen über andere geben, geben sie sich im Grunde* für einen Teil in bzw. von sich selbst. Du brauchst niemandem auch nur ein Wort, was hier steht, beweisen oder belegen. Es ist deine Geschichte, dein Leben und jeder, der dich kennenlernen wird oder einfach nur in das Geschriebene hineinfühlt, wird mit dem Herzen erkennen, ob es die Wahrheit ist, egal was auch immer der Verstand sich dazu einfallen lässt.

Also beginne einfach mit dem, was aus deinem Herzen kommt.

6. Zu Hause angekommen

In den Semesterferien war ich im Bus auf dem Weg zu Christina. In Berlin musste ich umsteigen. Wir hatten zwei Stunden Verspätung und ich ging vor zu dem Busfahrer, um mich über den Anschlussbus oder Alternativen zu erkundigen. Da traf ich Kira, die vorne in der Nähe des Busfahrers saß. Wir sahen uns für einen kurzen Moment direkt in die Augen. Ich konnte nicht mehr wegsehen. Sie strahlten eine absolute Reinheit aus, absolute Ehrlichkeit und innere Freiheit.

Ich erinnerte mich in diesem Moment an ein Gespräch mit meinem Vater, das ein paar Jahre zurück lag. Wir saßen an einem Sommertag auf der Veranda seines Hauses und ich erzählte ihm von meinen erfolglosen Partnerschaften und er spürte meine Verzweiflung, da ich dachte, dass ich keine Frau finden werde, die meinen Vorstellungen entspricht. Er erzählte mir, dass ich, solange ich eine Frau suche, um etwas davon zu haben oder zu bekommen, solange bekomme ich nur eine Partnerin, die das genauso sieht und somit nur einen Kompromiss aus dem, was sie und ich will. Wenn ich damit aufhöre und meine Suche aufgebe, dann kommt genau die richtige Frau im richtigen Moment.

In dem Bus glaubte ich, in Kiras Augen diese Frau vor mir zu haben. Sie sprach auch gebrochenen Deutsch und wir wechselten ins Englische. Sie war Bulgarin und wollte ihre Familie in ihrer Heimat besuchen. Auf dem Bahnhof verabschiedeten wir uns, da sie noch was erledigen musste in Berlin, bevor sie noch am selben Tag nach Sofia weiterfährt. Durch unsere Verspätung verpasste ich meinen Anschlussbus. Es fuhr an diesem Tag auch kein anderer Bus aus diesem Unternehmen mehr. Erst nach mehreren Telefonaten durfte ich eine andere Busgesellschaft nehmen. Es war aber zeitlich schon so weit fortgeschritten, dass nur noch eine Verbindung in Frage kam. Ich lief gleich zum Bus und stürzte mich auf den Busfahrer. Leider kam ich zu spät, da alle Plätze vollkommen ausgebucht waren. Es war Hauptferienzeit. Ich setzte mich auf den Bordstein. Mir blieb nur noch die Möglichkeit, am nächsten Tag zu fahren. Christina hatte mich zu einer Kanutour mit ihren Freunden eingeladen, die aber schon früh am nächsten Tag losging und für die ich dann zu spät kommen würde.

Dann kam mir wieder Kira in den Sinn. Vielleicht ist noch ein Platz in ihrem Bus nach Bulgarien frei. Sollte ich es wagen, einfach meinen Plan spontan zu ändern und mit nach Bulgarien zu fahren?

Ich ging zum internationalen Busschalter. Ich schwitzte vor Aufregung und meine Hände wurden ganz kalt. „Ist noch ein Platz nach Bulgarien frei?", fragte ich zögerlich. Der Kartenverkäufer guckte mich mit großen Augen an.

„In der Ferienzeit? Eigentlich unmöglich, aber ich schaue trotzdem mal nach."

Meine Knie wurden weich.

„Für heute ist kein Platz mehr frei, aber Sie haben Glück, in zwei Tagen ist genau noch ein Platz, wollen sie direkt buchen?"

Ich zögerte einen Moment.

„Wollen Sie buchen oder nicht?"

Ich stimmte zu und bekam das Ticket durch die kleine Glasöffnung des Ticketschalters geschoben. Ich ging zur Bushaltestelle, bei der Kira auf ihren Bus warten musste, da es nur noch eine Verbindung in ihr Heimatland an diesem Tag gab. Sie war nirgends zu sehen. Ich setzte mich und wartete und überlegte die ganze Zeit, wie ich ihr sagen kann, dass ich ihr nachreise und wir uns in Sofia (in der Hauptstadt Bulgariens) treffen können. Ich lenkte mich durch ein Gespräch mit anderen Wartenden ab. Dann kam sie. Sie schaute mich verwirrt an, was ich an ihrer Bushaltestelle zu suchen hatte. Ich versuchte, sie auf Englisch zu fragen, ob sie die Filme kennt, wo ein Mann spontan beschließt, einer Frau zu folgen, in der er sich beim ersten Blick in die Augen verliebt hatte. Sie schaute mich nur unglaubwürdig und fragend an. Dann sagte ich ihr, dass ich gerade ein Ticket nach Sofia gekauft habe und ob sie mich dann am Bus-bahnhof abholen kommt. Sie hielt sich die Hände vor ihr Gesicht, sagte erstmal gar nichts. Dann guckte sie von den Händen hervor und sagte mit Tränen in den Augen und einem Lächeln im Gesicht, dass ich verrückt sei. Mir fiel in diesem Moment ein riesiger Stein von Herzen. Ich war so aufgeregt, dass mir die Luft wegblieb und ich nur schwer atmen konnte, mein Bauch war absolut flau, meine Knie wackelten und es sprudelte nur so aus mir heraus, dass ich das noch nie gemacht habe und ich es selbst verrückt finde, ich aber nur meinem Herzen folge. Wir hatten nicht mehr viel Zeit. Sie gab mir ihre Telefonnummer und sagte mir, dass ich mich melden solle, wenn ich angekommen sei. Dann ging sie in den Bus und fuhr los. Dass Sofia eigentlich eine andere Botschaft und tiefgreifende Erfahrung für mich bereithielt und ich Kira nie wiedersehen sollte, wusste zu diesem Zeitpunkt wohl nur mein Herz.

Direkt danach musste ich mich erstmal hinlegen. In der Nähe vom Busbahnhof war ein Parkplatz. Zuerst telefonierte ich mit Christina.

Wir hatten uns während meines Studiums auf einem Ergothe-rapie-Kongress kennengelernt. Seitdem über mehrere Monate zuerst nur über E-Mail und dann über Skype Kontakt gehalten. Wir hatten eine außergewöhnliche Verbindung. Mein Herz spürte bei ihr schon beim ersten Zusammentreffen ein besonderes Ge-fühl, welches ich vorher noch nie hatte. Mein Verstand wollte aber die ganze Zeit dieses einzigartige Gefühl nicht näher an mich herankommen lassen. Ich hatte mich nach Sophia dazu entschieden, nie mehr eine Fernbeziehung zu führen, aus Angst, dass ich wieder über meine Grenzen komme. Obwohl wir uns nur über Skype austauschen konnten, verstanden wir uns sowohl auf mentaler als auch auf der Gefühlsebene. Besonders war, dass sie dieselben Einstellungen und Werte zum Leben hatte wie ich, obwohl unsere Lebenswege höchst unterschiedlich verliefen. Wir redeten an manchen Tagen für mehrere Stunden über Skype und es entwickelte sich eine sehr ehrliche und gefühlsbetonte Freundschaft, obwohl wir uns seit dem ersten Treffen auf dem Kongress nicht mehr in Gänze gesehen haben. Irgendwie fühlte ich, dass wir füreinander geschaffen waren, aber mein Verstand kreierte immer noch Angst und daraus Zweifel vor einer Fernbe-ziehung. Es kannte nur die Erfahrung aus meiner Vergangenheit und versuchte, die Gedanken zu verdrängen, dass aus uns ein Paar werden könnte. Das für mich Erleichternde war, dass wir schon in den ersten Texten für uns klärten, dass unser Kontakt frei von jeglichen Erwartungen ist. Jeder meldet sich nur, wenn das Gefühl dazu da war, damit wir uns von Anfang an zeigen können, wie wir wirklich sind. Unsere Freundschaft war unab-hängig von Raum und Zeit und meine ehrlichste Beziehung zu einem Menschen, die ich bis dahin hatte. Im Nachgang war klar, dass Kiras Augen mich nicht von Christina weghalten sollten. Sie hatten eine andere Botschaft, die mein Verstand nur anders interpretierte. Kira war nicht der eigentliche Grund für die Reise nach Bulgarien. Dort erwarteten mich Erfahrungen, die mich sehr tief in die Wahrheit des Selbst führten. Kira sah ich seit der Bushaltestelle in Berlin nie wieder.

Bei Christina und mir fehlte nur noch der Kontakt unserer Körper, damit dieser mit der Seele und dem Geist zu einer Einheit zusammenschmelzen konnte. Es war bloß noch nicht der richtige Zeitpunkt.

Am Telefon erzählte ich ihr von der Begegnung mit Kira und dass ich nicht mehr komme und nach Bulgarien fahre in dem Vertrauen, dass sie es verstehen würde.

Danach habe ich meine Mutter angerufen. Sie sprach mir zu und freute sich über meinen Mut. Sie meinte, dass wenn sie auch nochmal jung wäre, würde sie auch ihren Träumen folgen.

Ich machte das Handy aus und lag einfach nur da. Da war kein Wille mehr, noch irgendetwas zu tun. Dann geschah etwas vorher noch nie Dagewesenes. Mein Gedankenwirrwarr wurde auf einmal ganz klar. Mein Atem verringerte sich und ich wurde ganz ruhig. Ich schloss meine Augen. Dann fing auf einmal in meinen Kopf meine Lebensgeschichte in Bildern von diesem Zeitpunkt an, rückwärts in meine Vergangenheit zu laufen. Ich sah rückwärts, an welchen Punkten und Lebensereignissen ich welche Entscheidungen traf und welchen Menschen ich begegnete, die entscheidenden Einfluss auf alles hatten, was sich danach entwickelte. Dieser Rücklauf meines Lebens begann erst sehr langsam, dann wurden die Bilder immer schneller und katapultierten mich durch mein vergangenes Leben. Ich verstand nach und nach, dass diese Kette aus all diesen Ereignissen mich genau jetzt zu dieser Zeit und an diesen Ort in Berlin geführt hatte. Die Reise ging weiter zurück bis in meine Jugend, meine Kindheit, meine Geburt. Am Ende war die Gewissheit, dass alles miteinander zusammenhing. Jeder Mensch, der in mein Leben trat, hat mir eine Botschaft gegeben, die ein bestimmtes Gefühl ausgelöst und mir so eine Richtung im Leben gegeben hat. Alles in Summe hat mich letztendlich genau zu diesem einen Moment ins Jetzt geführt. Ich erkannte, dass all die Verletzungen und Beleidigungen, die mir widerfahren sind, gar keine negativen Lebensereignisse waren, sondern auch wichtige Botschaften, die mich erinnern sollten und mich innerlich weiter zu mir selbst führten. Mir wurde auch gleichzeitig bewusst, dass diese Handlungen zu dem Zeitpunkt, als sie geschahen, nicht anders hätten geschehen können. Alles ergab auf einmal einen Sinn, alles war in Verbindung, keine Trennung zwischen mir und den anderen, alles war im Fluss, kein Zufall, aber auch keine Berechnung. Jeder Mensch, jedes Lebewesen, jede Situation war in einem riesigen Geflecht untrennbar miteinander verbunden ...

Mit dieser letzten Einsicht wurde es still.

Alle Gedanken und Bilder verschwanden.

Mein Atem wurde ganz zart.

Die Umgebungsgeräusche waren fast gar nicht mehr wahrnehmbar.

Ich fing an, erst innerlich zu sinken und dann zu fallen.

Dann war es so, als wenn mich etwas immer tiefer zog.

Es wurde schwarz.

Stille …

Leere …

Weder mein Körper oder Gedanken als auch Zeit oder Raum schienen überhaupt noch zu existieren.

Ein neues Gefühl von Glückseligkeit, welches ich vorher so noch nie gespürt hatte, durchströmte mich.

Dann kam ich langsam wieder in meinen Körper zurück und nahm die Umgebung und die Geräusche wahr. Das Hupen. Die Automotoren. Die Bürgersteigplatten unter mir und den damit verbundenen Druckschmerz an verschiedenen Stellen meines Rückens. Die Helligkeit der Sonne, die mich blendete, als ich die Augen wieder öffnete. Ich setzte mich auf und sah mich um. In mir war absolute Leere und Stille. Die Eindrücke aus der Umwelt trafen ungefiltert auf und in meinen Körper. Meine Wahrnehmung hatte sich verschärft. Viel mehr Geräusche, das ganze Treiben um mich herum, die Menschen. Alles fühlte sich an, als wenn ich ein Teil von jedem um mich herum wäre. Ich war nicht mehr getrennt, durch die Grenzen meines Körpers. Dann kam das Gefühl der absoluten Verbundenheit und des Mitgefühls für alles, was mich umgab. Selbst der Stein, der neben mir lag, war keine tote Masse mehr. Auch ich war ein Teil dieses Steins sowie gleichzeitig der Luft, die mich umwehte, des Baumes, der etwas entfernt am Straßenrand stand, des Menschen, der gerade an mir vorbeiging, und des Vogels, der über mir frei durch den Himmel schwebte. Ich war nicht mehr der Frank, der in Berlin angekommen war, ich hatte keinen Namen mehr, ich war nicht mehr nur mein Körper.

Mir wurde bewusst, dass ich alles bin, was ist.

Mit diesem Gefühl fing ich vor Demut an zu weinen. Es war so, als wenn mir irgendjemand oder etwas den Schleier vor meinen Augen genommen hätte, um mir zu zeigen, was schon die ganze Zeit, seit meiner Geburt, da war. Ich weinte aus vollen Zügen. Sah mich wieder um. Ein Gefühl des vollkommenen Friedens durchströmte mich und gab mir die Gewissheit, dass das ewige Suchen nach Glück ein Ende gefunden hatte. Die Leere, die in mir war, fühlte sich an wie die bedingungslose Liebe einer Mutter, die nach der Geburt ihr Kind in ihre Arme gelegt bekommt.

Ich bin zu Hause angekommen.

Ich bin erfüllende Leere.

Ich bin reines Bewusstsein.

Ich bin Liebe.

7. Ein Liebesbrief an mich selbst

Liebes Herz, seit dieser Erfahrung hat sich innerlich alles verändert und mein Leben hat eine Wendung genommen, die oft noch nicht in Worte zu fassen ist. Seitdem ist so viel Unbeschreibliches in meiner inneren und äußeren Welt passiert. Es folgten noch zwei manische Phasen, die mir viele Einsichten brachten, auch wenn mein Körper viele Ressourcen dafür aufbrauchen musste und es eine große Herausforderung für meine Freunde und Familie darstellte. Christina und ich wurden und sind ein Paar, nachdem wir uns entschieden hatten, uns nochmal zu treffen. Mit ihr wurde mir bewusst, dass ich die Vollkommenheit unserer Beziehung mir niemals hätte vorher vorstellen können. Durch sie erfahre ich, dass Liebe in einer Partnerschaft immer weiterwächst, je mehr und näher wir uns kennenlernen. Am liebsten mag ich die Situationen, wo sie zufällig in meine Nähe kommt und mich noch nicht bemerkt hat, sodass ich sie in ihrem vollkommenden Sein, wenn sie nur für sich selbst ist, beobachten darf. Ein wahres Geschenk. In solchen Situationen werde ich mit Liebe zu ihr gesegnet, die alles übertrifft, was ich zuvor für eine andere Person fühlen durfte. Durch Christina habe ich auch von dem Psychologen Christian Meyer erfahren, der mir seitdem in seinen öffentlichen Retreats und in seiner BITEP(Berliner Institut für tiefenpsychologische und existentielle Psychotherapie)-Ausbildung Methoden und Übungen an die Hand gibt, um mich immer tiefer und tiefer als mein wahres Selbst zu erfahren. Er lehrte mich, mich bedingungslos zu fühlen und nichts damit zu tun. Dadurch erfahre ich jedes Gefühl und die Lebendigkeit des Seins. Sowohl in vielen Büchern, u. a. von Neale Donald Walsch oder Marko

Pogačnik, als auch im Zusammensein mit anderen Menschen, mit Pferden oder beim Wandern und im Erleben der Natur lerne ich, wie ich mich in voller Hingabe allem, was ist, zuwende und geschehen lasse. Durch Jin Shin Jyutsu (eine Jahrtausende alte japanische Heilkunst, auch Strömen genannt) vertiefe ich täglich den liebevollen Kontakt zu meinem Körper und entdecke Schritt für Schritt mehr das Wunder der Selbstheilungskräfte und Selbstwirksamkeit. Seitdem der Nebel vor meinen inneren Augen entfernt ist, kann ich mich weder selbst belügen noch die Dinge verdrängen, von denen mein Herz weiß, dass sie sich lösen, wenn ich sie liebevoll anschaue. Ich erkenne immer mehr Muster und Automatismen (vor allem durch das Enneagramm der BITEP-Ausbildung sowie aufgrund der personenzentrierten Traumatherapie und Inneren-Kind-Arbeit), die sich in meinem Leben zuvor in meinen täglichen Handlungen verfestigt haben und mit deren Hilfe ich jetzt, durch das Sehen und damit Arbeiten, immer weiter loslasse. Sich allen Schatten meiner Selbst nach und nach zuzuwenden, ist viel demütige Arbeit, die immer mehr Licht in mein Leben bringt.

Direkt nach meinem ersten Enneagramm-Seminar bei Christian Meyer bin ich an die Wurzel all meiner Ängste gekommen.

Die Angst vor dem Tod.

Durch die Begleitung meiner Freundin in Form einer Bewusstheitsübung (Methode von Christian Meyer), die wir auf den Retreats und in unserer BITEP-Ausbildung gelernt und verinnerlicht haben, konnte ich mich in diesem Moment, trotz größter innerer Widerstände, dieser Todesangst schließlich vollkommen hingeben und durch sie hindurchfallen in die Unendlichkeit des Seins.

Dieses Erlebnis hat sich angefühlt, als wenn ich in einen engen Tunnel hineingesogen werde und dieser Sog unweigerlich zum Tod führt, dem ich gleichzeitig aus eigener Kraft nichts mehr entgegensetzen konnte. Erst als ich den Kampf vollkommen aufgegeben hatte, durfte ich die Transformation meiner inneren Welt erleben, die eine innere Fülle und Stille in mir ausbreiten ließ, wie ich sie zuvor noch nie erlebt hatte.

Das Aufgeben des Kampfes gegen den unweigerlichen inneren Tod ist letztendlich der Schlüssel für mich gewesen, zur vollkommenden Hingabe an das Sein.

Erst Jahre später habe ich durch die selbstbejahende Trauma-Arbeit von Brigitte Koch-Kersten und Dennis Danner (die Gründer des Instituts der Gesellschaft für angewandte Psychologie – GAP) verstanden, dass mein innerliches Erwachen gleichzeitig ein traumatisches Erlebnis war, welches am Ende durch den Abgrund (Trauma) in die Freiheit geführt hat. Seitdem vertiefe ich mein Wissen und Verstehen der personenzentrierten Traumatherapie (vor allem am GAP Institut), da ich erleben durfte, dass in einem Trauma auch ein riesiges Entwicklungspotential versteckt ist, wenn wir uns der Lösung des Traumas in voller Liebe und Selbstbejahung widmen. All mein privates und berufliches Streben ist seitdem auf die Begleitung von Menschen ausgelegt, selbst diese Fülle und Stille in ihrem Leben zu erfahren und den Weg zur vollkommenen Selbstbejahung und Liebe zu gehen.

Mir wurde durch weitere tiefere Erfahrungen bewusst, dass ein glückseliges friedvolles Leben alle Gefühle beinhaltet, die es mitbringt. Trauer, Wut, Scham, Schmerz und Angst haben die gleiche Wichtigkeit und Bedeutung sowie Aufmerksamkeit in meinem

Leben bekommen wie Freude. Sie alle sind Liebe. Die Gedanken, die durch das Nicht-Fühlen oder Verdrängen der Gefühle entstehen, beachte ich liebevoll und sehe sie als Einladung, das Gefühl hinter dem Gedankenchaos zu erleben und mir mit Selbstbejahung zu begegnen. Das wahre Selbst kennt weder Verdrängung noch möchte es etwas weg oder mehr haben. Es ist Liebe und das beinhaltet alles, was ist.

Mein Leben verliert mit dem Selbsterkennen an Komplexität und wird immer einfacher, natürlicher, lebendiger, authentischer, mitfühlender, selbstbejahender und somit liebevoller.

Liebes Herz, gibt es noch etwas zum Abschluss, was ich in diesem Buch teilen darf?

∞ *Du hast auf einem Sommer-Retreat die Aufgabe bekommen, ein Liebesbrief an dich selbst zu schreiben. Dieser Brief beschreibt am besten, was sich innerlich in den letzten Jahren in dir verändert hat. Es wäre eine Freude, wenn du dieses Buch mit diesem Brief abschließt.*

In Liebe zu mir

In Liebe zu mir gebe ich auf

Ich gebe mit der Suche nach Anerkennung,
Liebe und mehr Geld auf

Ich gebe jede Bewertung, Kontrolle, Macht, Manipulation
und das Streben nach mehr auf

Ich gebe alle Rechtfertigungen, Recht haben und
besser sein zu wollen auf

Ich gebe mit dem Haben- und Weghabenwollen auf

Ich gebe jegliches Hadern, Festhalten, jede Grundüberzeugung
und mein Wollenwollen auf

Ich gebe mich nach einem Sollte oder einem Muss
zu orientieren auf

Ich gebe mit dem Verdrängen und Wegschauen
von der Charakterfixierung auf

Ich gebe jeden Widerstand und jedes Tun auf

Ich gebe mein Wissen, meine Erwartungen,
meine Absichten und meine Erinnerungen auf

Jetzt beginnt Lebendigkeit

Ich halte an, lasse los und geschehen und lade jedes Gefühl
ein zu fühlen, mich ganz erfassen zu lassen,
jeden Ton zuzulassen, hineinzuschmelzen, ganz zu dem Gefühl
zu werden und mich hineinfallen zu lassen

Ich bin voller Mitgefühl und Hingabe meinem Leben, meinem
Organismus und meiner Seele gegenüber und voller Vertrauen,
mich von Liebe, Leere und Bewusstsein, alles das, was ich bin,
führen zu lassen, mit allem, was das für mich, mein Leben und
meinen Organismus bedeuten mag

Ich nehme mich mit all den Dingen, die aus einem Mangel-
denken heraus bewertet worden sind, bedingungslos selbst-
bejahend und in voller Liebe an

Ich bin authentisch mir selbst und anderen gegenüber,
somit ehrlich und wahrhaftig

Ich übergebe mich der Unendlichkeit, der Wahrheit,
in Dankbarkeit und demütiger Arbeit,
was auch immer geschehen mag

Dabei werde ich meinem Organismus mit Respekt, Achtsamkeit
und Liebe begegnen, mich erden und meinen Körper spüren,
sodass ich dessen Bedürfnisse wahrnehme und alle Gefühle
in Vollkommen- und Unvollkommenheit fühle …

In Liebe

Menschen und ihre Bücher, die mich inspirieren

- Christian Meyer: Ein Kurs in wahrem Loslassen
- Angelika Winklhofer, Christian Meyer: Neun Farben der Stille – Spirituelles Enneagramm und Selbst-Erfahrung
- Brigitte Koch-Kersten: Personenzentrierte Traumatherapie – Heilung durch Selbstbejahung
- Dennis Danner: Ja zu mir – Trauma und seelisches Wachstum
- Erika J. Chopich, Margaret Paul: Aussöhnung mit dem inneren Kind
- Waltraud Riegger-Krause: Jin Shin Jyutsu – Die Kunst der Selbstheilung durch Auflegen der Hände
- Marko Pogačnik: Wandlungstanz der Erde
- Raziel Bander: Hsin Tao – Der sanfteste Weg zu Gesundheit und langem Leben
- Neale Donald Walsch: Gespräche mit Gott
- Michael A. Singer: Das Experiment Hingabe – Mein Weg in die Vollkommenheit
- Rüdiger Schache: Herzverstand
- Linda Kohanov: Das Tao des Equus
- Sergio Bambaren: Die Rose von Jericho
- Richard Bach: Die Möwe Jonathan
- Anthony Williams: Mediale Medizin
- Arun Gandhi: Wut ist ein Geschenk
- Vishen Lakhiani: The Code Of The Extraordinary Mind
- Osho: Mut
- Peter Wohlleben: Das geheime Leben der Bäume
- Moji: Bevor Ich Bin
- Michael Bernard Beckwith: Live Visioning

- Dale Carnegie: Wie man Freunde gewinnt
- Gwendolin Weisser, Patrick Allgaier: Weit. Ein Reisemagazin
- Christina von Dreien: Bewusstsein schafft Frieden
- Eckhart Tolle: Leben im Jetzt
- Diana Richardson: Zeit für Liebe
- Bill Mollison: Handbuch der Permakultur – Gestaltung

Frank Kewitz (geb. 1986) lebt im Süden Bayerns. Nach seiner schweren Depression hat er Ergotherapie in Rostock studiert, mit Ausrichtung primäre Prävention. Schon während des Studiums begann er sich in tiefenpsychologischer und existentieller Psychotherapie am Karen Horney Institut in Berlin auszubilden. Beruflich vertieft er sich in personenzentrierter Traumatherapie sowie Psychosomatik in Verbindung mit Körpertherapie (insbesondere Jin Shin Jyutsu). Derzeit arbeitet er 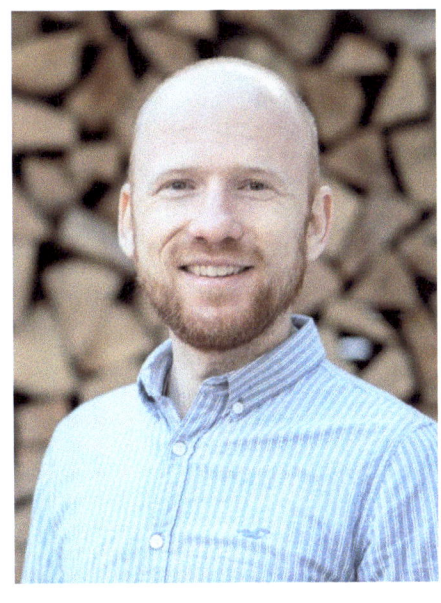 in einer Praxis für Ergotherapie in Rosenheim, welche sich auf psychisch funktionelle Behandlungen im Bereich Psychiatrie und Psychosomatik spezialisiert hat.

Seine Vision ist es, in einer kleinen ökologischen Gemeinschaft zu leben und in einem Seminar- und Therapiezentrum die Möglichkeit zu schaffen, sich selbst zu erkennen und zu erleben, um dann die eigene Stimme des Herzens in die Welt hinauszutragen.

Kontakt: zumglueckdepression@posteo.de